DES EXUTOIRES

EN GÉNÉRAL.

DES EXUTOIRES

EN GÉNÉRAL

DE LEUR ÉTABLISSEMENT, DE LEUR ENTRETIEN
ET DE LEUR PANSEMENT

PAR

CH. LE PERDRIEL

PHARMACIEN DE PREMIÈRE CLASSE

MEMBRE DE PLUSIEURS SOCIÉTÉS SAVANTES.

PRIX : 2 FRANCS.

PARIS

VICTOR MASSON ET FILS

PLACE DE L'ÉCOLE-DE-MÉDECINE.

M.D.CCC.LXIII.

INTRODUCTION.

Les succès obtenus par l'emploi des *exutoires* dans la plupart des maladies expliquent l'immensité du nombre de personnes qui ont recours à ce puissant moyen préservatif et curatif. Mais pour obtenir tout le bien qu'il peut offrir, il est une foule de précautions à prendre et de pratiques à observer, qui, généralement ignorées, sont cependant indispensables.

On hésite presque toujours à réclamer les conseils d'un homme de l'art pour les petits accidents si multipliés qui rendent quelquefois un exutoire pénible ou douloureux à supporter, et qui, dans tous les cas, nuisent aux heureux résultats qu'on a droit d'en attendre.

C'est donc un service à rendre aux personnes qui portent un exutoire de leur faire connaître tout ce qui est relatif à ce genre de médication. Cet opuscule sera pour elles un guide où elles puiseront les renseignements les plus exacts sur l'application, le mode de pansement, la manière d'agir des divers exutoires, et sur les accidents qui viennent parfois les compliquer.

Nous avons évité autant que possible, dans ce travail, les expressions techniques, les explications trop scientifiques; en un mot, tout a été calculé de manière à le rendre vraiment et facilement utile à ceux auxquels il est destiné.

On lit dans la *Gazette des Hôpitaux* du 8 mai 1860.

QUELQUES MOTS SUR LES EXUTOIRES.

Par M. le Dʳ Jules PETIT.

Lorsque deux actes physiologiques ou pathologiques d'une certaine valeur viennent à s'exercer en même temps, le plus puissant atténue l'autre. C'est ainsi qu'on explique le célèbre aphorisme d'Hippocrate : *Duobus laboribus simul obortis, non in eodem loco, vehementior obscurat alterum.* Sur ce principe a été fondée la médication transpositive, qui, comme on le sait, consiste dans le déplacement d'une irritation fixée sur un organe important de la vie, au moyen d'une fluxion thérapeutique établie sur un point quelconque de l'économie. Les principaux agents auxquels on recourt dans ces circonstances sont les exutoires.

Il y a trente ans, l'ingénieux mécanisme de cette méthode si efficace était à peine soupçonné encore, et les médecins attendaient en quelque sorte à la dernière extrémité pour conseiller un vésicatoires ou un cautère. Heureusement il n'en est plus de même aujourd'hui, et personne n'ignore que dans les bronchites graves et rebelles, les pleurésies, les pneumonies, la phthisie pulmonaire, les affections du cœur, les hydropisies, les maladies des viscères abdominaux et les lésions du système nerveux central ou périphérique, les révulsifs externes ou les exutoires rendent de très-grands services.

Une fois que tout danger est conjuré, est-ce à dire qu'il faille renoncer entièrement à l'usage des vésicatoires ou des cautères? Nous ne le pensons pas, et nous avons vu très-fréquemment dans notre pratique des inconvénients sérieux résulter de leur suppression prématurée. Non-seulement ils peuvent prévenir des récidives, mais ils contribuent encore à la consolidation de la santé générale et deviennent de puissants préservatifs contre les atteintes de ces fléaux épidémiques qui de temps à autre sévissent si cruellement. De l'aveu de la très-grande majorité de nos confrères, le choléra de 1849 et de 1854 aurait respecté les personnes portant habituellement un exutoire : sans trop nous exagérer la portée de cette remarque, nous devons cependant la faire soigneusement entrer en ligne de compte.

Pendant longtemps on a manqué de moyens commodes pour établir et entretenir les exutoires; mais cette partie essentielle de la thérapeutique a subi une réforme complète grâce aux efforts persévérants de M. Le Perdriel, pharmacien à Paris, et nous devons une mention aux divers perfectionnements qu'il a su apporter.

Maintenant, pour établir convenablement un vésicatoire, on prend un morceau d'une grandeur déterminée de la *toile vésicante adhérente Le Perdriel*, et on l'applique à l'endroit désigné, en l'appuyant partout, afin qu'il adhère exactement. Lorsque l'emplâtre de *vésicatoire rouge* a une grande dimension, on le fend aux quatre angles afin de mieux le faire adapter. Sept ou huit heures après, une vésication complète, d'une seule pièce, est opérée, sans avoir déterminé ni sensation trop douloureuse ni aucun phénomène du côté de la vessie. On procède alors au pansement comme pour les anciens vésicatoires, en se servant seulement du *taffetas épispastique*, des *compresses* et du *serre-bras* qu'a inventés l'auteur, et dont les malades se trouvent en général si bien.

Autrefois on pansait les cautères avec des pois d'iris, mais ils avaient le grave inconvénient de se dilater d'une manière irrégulière sous l'influence de l'humidité et de ne pas rester uniformément arrondis. M. Le Perdriel a imaginé des *pois élastiques en caoutchouc*, rendus les uns émollients par la guimauve, les autres suppuratifs par le garou, de telle sorte que, par l'emploi alternatif et combiné des deux espèces, il est facile d'entretenir constamment un exutoire dont la sécrétion soit salutaire et de bonne nature. En même temps, le *taffetas rafraîchissant* empêche ou fait disparaître ces pénibles démangeaisons qui jadis impressionnaient si désagréablement.

Nous ajouterons, enfin, que ces pois Le Perdriel sont les seuls dont on fasse usage aujourd'hui dans les hôpitaux de Paris.

Ainsi établis, pansés et entretenus, les exutoires deviennent entre les mains des médecins un des plus puissants agents de guérison dont l'art dispose.

CHAPITRE I.

Des exutoires en général.

I. — DÉFINITION.

Les *exutoires* sont des ulcérations de la peau ou du tissu cellulaire sous-jacent (1) qu'on établit et qu'on entretient par divers moyens, comme nous le dirons plus loin, dans le but de détourner une irritation fixée sur un organe quelconque, ou de donner issue à des humeurs plus ou moins viciées.

II. — ESPÈCES.

Sous le nom collectif d'*exutoires* sont compris les *vésicatoires*, les *cautères*, les *moxas* et les *sétons*.

Quoique leur mode d'action ne soit point parfaitement identique, et qu'il faille, dans certains cas, pré-

---

(1) On nomme ainsi un élément organique formé par des lames blanchâtres, filamenteuses, extensibles, comme spongieuses et par conséquent perméables aux liquides, qu'on observe dans les diverses parties du corps et notamment au-dessous de la peau.

férer les uns aux autres, leurs effets généraux ont assez d'analogie pour que nous puissions les étudier en même temps.

III. — UTILITÉ.

Il est peu de maladies dans lesquelles une expérience répétée n'ait consacré les avantages qu'on peut retirer des exutoires. Souvent, sous leur heureuse influence, on voit *les douleurs violentes de tête, les inflammations des yeux ou des paupières, les toux opiniâtres, la gêne dans la respiration, les crachements de sang, les palpitations de cœur, les souffrances plus ou moins anciennes de l'estomac, des intestins, du foie, de la rate, etc.*, disparaître ou au moins diminuer rapidement d'intensité. Combien de succès n'en a-t-on point obtenu dans les *douleurs rhumatismales, névralgiques, goutteuses,* dans les *affections dartreuses, scrofuleuses et vénériennes ?*

Les bornes nécessairement restreintes de cette notice ne nous permettent pas de faire ici l'énumération de toutes les circonstances dans lesquelles les exutoires peuvent être favorables ; leur utilité est d'ailleurs un fait généralement admis, que viendra confirmer l'étude que nous allons faire de leur mode d'action sur le corps humain.

IV. — MODE D'ACTION.

Tout exutoire agit constamment par l'irritation et la sécrétion à laquelle il donne lieu.

L'irritation dont il s'agit ici est cette sensation plus ou moins douloureuse qui résulte de la modification que font subir à nos tissus les agents thérapeutiques employés pour l'établissement d'un exutoire.

L'effet de cette irritation est d'appeler sur le point où on la provoque une affluence du principe nerveux et des fluides circulatoires, et, comme ils n'existent dans chaque individu qu'à une somme donnée, on conçoit qu'on ne peut les augmenter sur un point sans les diminuer d'autant dans les autres.

Si donc un organe important devient le siége d'une irritation nerveuse ou inflammatoire, celle que l'on développera artificiellement au moyen d'un exutoire placé sur un point convenable de la peau s'appellera l'excédant de la sensibilité et des fluides sanguins ou lymphatiques qui engorgent l'organe malade. Un soulagement plus ou moins prompt sera le résultat de la révulsion opérée par cette médication, sans contredit une de celles qui offrent le plus de ressources à l'art de guérir. Mais son emploi exige un discernement que l'étude et l'expérience peuvent seules donner.

C'est surtout lorsqu'une maladie inflammatoire tend à passer à l'état chronique, ou lorsqu'elle débute sous cette forme, que les exutoires offrent de grands avantages. Quelquefois, cependant, dans certaines irritations qui déterminent des douleurs intolérables, comme les névroses, les névralgies, l'application d'un simple vésicatoire suffit pour les faire disparaître comme par enchantement.

Les exutoires, par leur effet sur le système nerveux, sont utiles dans certains cas de fièvres graves avec stupeur du cerveau, d'affaiblissement des organes des sens, etc. ; ils réveillent leur action engourdie, raniment la circulation languissante, etc.

Par la sécrétion que les exutoires provoquent, ils suppléent à une évacuation périodique ou habituelle; celle-ci supprimée, ils facilitent la résorption d'un épanchement dans une cavité ou bien encore la résolution de l'engorgement qui affecte un organe ou un membre.

En vertu des lois de la dérivation et de la révulsion que nous venons de signaler, les exutoires détournent une fluxion d'un point où elle aurait provoqué des acci-, dents dangereux, pour la ramener, presque toujours heureusement, vers un autre point où elle ne saurait nuire.

V. — CHOIX DE L'EXUTOIRE.

Un exutoire étant jugé nécessaire, lequel d'un vésicatoire, d'un cautère, d'un séton ou d'un moxa sera mis en usage? On se détermine par les considérations suivantes.

Lorsqu'on ne veut obtenir qu'un effet temporaire, comme cela a lieu dans les maladies aiguës, le vésicatoire est préférable.

Quand il existe une maladie ancienne avec lésion profonde d'un viscère ou altération des humeurs, le cautère et quelquefois le séton ou le moxa devront être adoptés. Leur mode d'action est bien plus efficace, plus régulier; la suppuration qu'ils déterminent vient de parties plus profondes et s'entretient avec plus de facilité.

On choisira de même le cautère, le séton ou le moxa lorsqu'on se proposera d'agir sur un organe profondément situé, de déterminer une dérivation énergique, puissante et cependant assez lente.

VI. — LIEU D'ÉLECTION.

Un exutoire destiné à être entretenu pendant un certain temps doit toujours être placé de manière à gêner le moins possible le mouvement des membres et leur développement chez les sujets jeunes. Par cette précaution, on évite des douleurs plus ou moins vives, qui nuiraient à la bonne qualité et à l'abondance de la suppuration.

On s'abstiendra aussi de poser un exutoire sur le trajet des muscles, car les contractions répétées de ces organes en détermineraient infailliblement le déplacement.

Les exutoires qui doivent rester longtemps en permanence ont des régions, et même dans ces régions, des points de choix qui ont été déterminés par des raisons anatomiques et physiologiques que les hommes de l'art seuls peuvent connaître. C'est donc à eux qu'il faudra s'adresser pour faire ces petites opérations.

VII. — DE L'ENTRETIEN DES EXUTOIRES.

Les moyens employés pour les entretenir varient suivant l'espèce dont on aura fait choix, comme nous le verrons au chapitre relatif à chacun d'eux en particulier. Mais quels qu'ils soient, leur propriété essentielle doit être de maintenir la place qui constitue l'exutoire dans un état d'excitation modérée. En effet, trop forte, cette excitation détermine de la douleur, de la gêne dans les mouvements, de la fièvre, de l'insomnie, de l'inappétence, etc.

La suppuration cesse quelquefois complétement; d'autres fois, plus abondante, elle devient séreuse, sanguinolente, de mauvaise nature; en un mot, le défaut de l'excitation amène la diminution graduelle de la suppuration, le rétrécissement et bientôt la cicatrisation de la plaie. Alors, le but qu'on se proposait n'est plus atteint.

Tous les soins apportés dans le pansement de la plaie formée par un exutoire doivent donc tendre à rendre habituel ce moyen artificiel de l'excitation. Or, c'est là qu'est la difficulté, et les nombreux moyens employés jusqu'à ce jour n'avaient pu y parer que d'une manière incomplète.

Nous ferons connaître, dans le cours de cet écrit, les améliorations importantes que M. Le Perdriel père a fait subir aux moyens déjà connus, ainsi que la création de quelques autres, dont l'utilité est incontestée.

VIII. — DE LA SUPPRESSION DES EXUTOIRES.

Un exutoire dont on n'a voulu obtenir qu'un effet temporaire et, par conséquent, qui n'a existé qu'un laps de temps assez court, peut être supprimé sans inconvénient, moyennant certaines précautions que nous allons indiquer, surtout si le sujet est jeune, vigoureux, s'il arrive à l'époque de la puberté. Cette dernière observation est particulièrement applicable aux femmes chez lesquelles une nouvelle fonction vient offrir une autre voie aux évacuations humorales.

On fait prendre pendant quelques jours au malade une boisson rafraîchissante, telle que l'infusion de chicorée sauvage, le bouillon de veau ou de poulet, la limonade, etc.; puis on administre deux ou trois purgatifs légers à quelques jours de distance.

Ces purgatifs seront des sulfates de soude ou de magnésie, de l'eau de Sedlitz, de Bussang, de l'huile de ricin. En même temps, on diminuera progressivement la quantité du pus fourni par l'exutoire, ce qu'on obtiendra par le rétrécissement graduel de celui-ci, suivant le procédé que nous allons décrire.

S'il s'agit d'un vésicatoire, on se servira avec avantage du *taffetas rafraîchissant de* LE PERDRIEL, lequel a la propriété d'adoucir les bords de la plaie et de hâter sa cicatrisation. Prenant donc un morceau de ce taffetas d'une grandeur relative à celle du vésicatoire, on y pratique une ouverture centrale dont on diminuera chaque jour l'étendue, puis le pansement a lieu, pour ce qui reste de la plaie à découvert, avec le topique qui a servi à l'entretenir, et que nous indiquerons plus bas.

La progression qu'on suivra pour arriver à une cicatrisation complète sera d'autant plus lente que le vésicatoire aura existé plus longtemps, afin de se rapprocher davantage de la marche que suit la nature dans la guérison spontanée de toute espèce de plaie suppurante.

Si c'est un cautère qu'on veut supprimer, on diminuera graduellement le nombre et la grosseur des pois, jusqu'à ce qu'on arrive à n'en employer qu'un seul et du plus petit numéro.

On agira de même pour le séton, dont la mèche sera progressivement diminuée de grosseur.

Quant aux moxas, une fois l'eschare tombée, le procédé est le même que celui que nous avons décrit pour les vésicatoires, à moins qu'on n'ait converti la plaie, en cautère comme cela a lieu le plus ordinairement, par l'introduction d'un ou de plusieurs pois, cas dans lequel on suivra la marche que nous venons de tracer.

En agissant ainsi avec prudence et dans les circonstances que nous avons déterminées, on pourra se garantir des dangers de la suppression d'un exutoire.

Dans toute autre circonstance, c'est-à-dire lorsque le malade est faible, valétudinaire, lorsqu'il est atteint d'une inflammation chronique quelconque, qu'il est sujet à des douleurs vagues ou fixes de goutte, de rhumatisme, de névralgie; qu'il y a chez lui un vice dartreux, scrofuleux, vénérien; qu'il y a une sécrétion habituelle suspendue, comme celle d'une transpiration locale ou suppression d'hémorroïdes, de saignement de nez, etc., on ne pourrait fermer un exutoire sans faire courir au malade de grands dangers. L'analogie seule prouve, du reste, chaque jour cette assertion. Ne voit-on pas fréquemment des maladies dangereuses survenir lorsque la suppuration de vieux ulcères, d'anciennes fistules vient à tarir? L'opinion commune est ici conforme aux règles de la science pratique : généralement on redoute, et avec raison, la suppression des exutoires,

qui ont conquis sur l'économie le droit et l'influence
d'un organe surnuméraire. On peut ajouter que, sous
ce rapport, un excès de prudence ne saurait être blâ-
mable ; car quel parallèle établir entre la sujétion, que
l'habitude rend si légère, d'un pansement journalier et
la réapparition ou la recrudescence subite d'une maladie
qu'on croyait éteinte ou dont on avait suspendu la marche par l'heureuse influence d'un exutoire ?

Ainsi, avant de penser à supprimer un exutoire qui,
par son ancienneté, a pris droit de domicile dans l'économie, il faut s'assurer que l'indication qui l'avait fait
établir n'existe plus ; et puis, par des dépuratifs, des
purgatifs (1), des diurétiques, des sudorifiques choisis
selon les cas, porter ailleurs, en exagérant une fonction,
la sécrétion qu'on supprime en fermant le fonticule.

(1) L'usage de certains médicaments spéciaux depuis longtemps
appréciés doit être préféré à tous ces purgatifs qui présentent souvent dans leur emploi de graves inconvénients. Aussi conseillons-
nous l'*Élixir du D*^r *Guillié* de préférence aux substances médica-
menteuses ordinairement prescrites dans ce cas.

CHAPITRE II.

Des exutoires en particulier. — Des vésicatoires

I. — DÉFINITION.

On a donné ce nom à tout moyen mis en usage pour produire la vésication de la peau, et, par extension, à l'ulcération ou plaie résultat et conséquence de ce moyen.

II. — DISTINCTION.

L'action que produit un topique vésicant détermine sous l'épiderme des ampoules remplies de sérosité.

· Ce genre d'exutoire est fréquemment employé en médecine dans le but de déterminer tantôt une irritation et une sécrétion passagères, ce qui constitue le *vésicatoire volant*, tantôt une sécrétion prolongée indéfiniment, ce qui forme le *vésicatoire proprement dit*.

III. — TOPIQUES VÉSICANTS.

Il est un assez grand nombre de substances vésicantes; ce sont : l'écorce de garou, l'euphorbe, la clématite, l'épurge, l'ammoniaque liquide, la moutarde, l'eau bouillante, etc. ; mais les cantharides sont d'un usage général et presque exclusif (1).

On combine ordinairement les cantharides avec des substances emplastiques, telles que la poix blanche, la térébenthine, la cire jaune, etc.

Beaucoup de pharmaciens ont encore l'habitude de couvrir la surface de leurs vésicatoires d'une couche de poudre plus ou moins grossière de cantharides. Cette couche, qu'il est impossible d'établir d'une manière uniforme, fait naître une vésication irrégulière et telle que l'épiderme se détache avec peine et d'une manière incomplète.

Les vésicatoires *par incorporation*, c'est-à-dire ceux dans lesquels les cantharides sont employées à l'état de poudre très-fine, sont préférables. En effet, cette division extrême de la substance vésicante rend son action plus uniforme et son action plus immédiate sur la peau.

C'est un vésicant de ce genre qu'on connaît sous le nom de *vésicatoire anglais*, *toile vésicante adhérente*, *vésicatoire rouge de Le Perdriel*. La substance vésicante est étendue sur une toile cirée en couche assez mince pour l'empêcher de couler. Elle adhère assez fortement

(1) Plusieurs autres insectes de la famille des coléoptères ont la propriété d'être vésicants : le *mylabris variabilis*, la *coccinella quinquepunctata ;* mais la *cantharide* est préférée pour deux raisons : la première, c'est qu'elle est beaucoup plus active que les autres, la seconde, qu'il est plus facile de se la procurer.

à la peau pour qu'on puisse se dispenser de la border de
diachylon et se passer même de bandage. Cet avantage
sera apprécié dans les cas où le sujet est indocile ou dans
un état d'agitation fébrile ou convulsive; surtout lorsque le lieu choisi pour l'application du vésicant rend
difficile ou même impossible l'emploi de bandes ou autres moyens contentifs.

Son action est prompte, puisqu'elle est complète au
bout de six à huit heures. On évite ainsi, du côté des
voies urinaires, tout danger de l'irritation qu'on a lieu
de redouter par suite d'une application prolongée des
préparations cantharidées sur la peau, où elles sont absorbées dans l'emploi des vésicatoires ordinaires. La douleur que cause la *toile vésicante Le Perdriel* est moindre
aussi que celle produite par tout autre vésicant, et ne
consiste que dans une sensation de chaleur locale plus
ou moins vive.

IV. — CHOIX DU VÉSICANT,

Les avantages dont nous venons de parler feront donc
donner la préférence à la toile vésicante. Sa supériorité
a, du reste, été sanctionnée par les nombreux essais
qu'ont fait grand nombre de médecins de Paris et des
départements, et qui tous en ont adopté l'emploi exclusif.

V. — PLACEMENT DU VÉSICANT.

Quand on a reconnu la nécessité du vésicatoire, il
il faut déterminer le lieu où il est le plus convenable de

l'appliquer. Or, ce lieu variera suivant l'effet qu'on voudra obtenir et suivant la nature de la maladie qu'on aura à combattre. Si celle-ci est locale et que ce soit un effet restreint, circonscrit que l'on recherche, c'est sur la partie malade qu'on le posera; c'est ainsi qu'on fait résoudre des bubons indurés, des tumeurs indolentes, etc.

Dans d'autres cas, c'est au plus près de l'organe malade qu'il sera placé. Ainsi, dans certaines ophtalmies, on applique un vésicatoire sur les paupières ; dans certaines affections, sur le cuir chevelu, dont on a préalablement rasé les bulbes pelifères ; dans quelques maladies des poumons ou de leurs membranes, sur les parois de la poitrine ; dans quelques maladies des viscères abdominaux, sur les parois du ventre.

Il est vrai que la grande proximité du vésicant des organes malades a quelquefois provoqué une réaction trop forte sur ceux-ci et augmenté leur souffrance. Aussi convient-il toujours, en pareil cas, de réclamer les conseils du médecin, qui, après une saine appréciation des circonstances, jugera laquelle est la plus opportune ou de l'application du vésicant au voisinage du mal ou de celle qui peut avoir lieu sur un point plus ou moins éloigné, mais dont la sympathie avec l'organe malade est bien constatée. Ainsi, l'expérience a appris que la nuque et le haut du dos sont en rapport plus direct avec la tête et les yeux ; le bras avec la poitrine ; la cuisse avec le ventre. C'est donc vers ces parties qu'on portera l'action du vésicant dans les maladies des viscères contenus dans l'une de ces cavités.

Dans les affections des mamelles, le squirre, le cancer, ce sera du côté opposé à l'organe affecté qu'on établira le vésicatoire.

Les vaisseaux et ganglions lymphatiques et les nerfs du bras ont une relation trop directe avec la mamelle pour ne point chercher à éviter la surexcitation que celle-ci pourrait éprouver de l'application du vésicant sur le bras du même côté. Cet inconvénient est moins à redouter dans l'emploi du cautère, qui ne met pas à nu un aussi grand nombre de papilles nerveuses et cause, en général, moins de douleur, surtout quand on fait un pansement convenable, et tel que nous l'indiquerons dans le chapitre suivant.

Quand on veut obtenir du vésicatoire un effet général et soutenu sur l'économie animale, comme lorsqu'il y a un vice dans les humeurs, on a l'habitude de le placer au bras, surtout au bras gauche, dont on se sert moins souvent, ou quelquefois au mollet. On se rend compte de cet usage par la promptitude et la facilité du pansement sur des parties qu'on peut mouvoir avec aisance et où il y a moins de difficulté à maintenir l'appareil nécessaire.

Nous devons signaler quelques inconvénients attachés à l'application du vésicatoire aux jambes, surtout lorsqu'il doit être entretenu pendant un certain temps : c'est que souvent il gêne la marche, qu'il est exposé à être heurté ou contus, enfin que les plaies, dans les parties déclives, se guérissent avec peine et deviennent facilement ulcéreuses. Ces remarques regardent spécialement les personnes qui sont sujettes aux engorgements et aux varices des membres inférieurs.

Dans le cas de *croup* tout vésicatoire est dangereux, attendu que la plaie se recouvre bientôt de fausses membranes.

C'est vers la partie interne des cuisses et des jambes qu'on place encore les vésicants, lorsqu'on veut déterminer une excitation vive et passagère du système nerveux, qu'on veut réveiller l'action musculaire engourdie, etc. Leur nombre et leur dimension seront en rapport avec l'effet plus ou moins marqué qu'on voudra déterminer.

Telles sont les données générales sur le choix des lieux propres à l'apposition du vésicatoire; elles suffiront pour le plus grand nombre de cas. Une étude plus approfondie n'appartient pas à une œuvre telle que celle-ci.

VI. — PRÉPARATION DES PARTIES SUR LESQUELLES DOIT ÊTRE APPLIQUÉ LE VÉSICANT.

Une précaution importante est à prendre avant l'apposition d'un vésicant. Elle consiste à débarrasser, au moyen d'un rasoir ou avec des ciseaux, la peau des poils qui peuvent la couvrir, et dont le tiraillement rendrait les pansements qui doivent suivre extrêmement douloureux. Ces poils ont, en outre, l'inconvénient d'empêcher le contact immédiat de la préparation vésicante, et, par conséquent, de rendre son action irrégulière et incomplète. Il faut encore avoir le soin de frictionner préala-

blement la partie avec de la flanelle sèche; on développe
ainsi la sensibilité de la peau et conséquemment son
aptitude à recevoir la stimulation vésicante. Mais on
peut se dispenser de cette friction en faisant usage de
la *toile vésicante Le Perdriel*, dont l'action est suffisam-
ment énergique.

VII. — FORME, ÉTENDUE ET NOMBRE DES VÉSICANTS.

La *forme* du vésicant peut varier au gré du médecin,
et on l'approprie à celle des parties où on doit l'appliquer. Ainsi on lui donne la forme d'un croissant pour
l'adapter à l'oreille; mais, en général, les vésicants sont
ronds, ovales ou quadrilatéraux.

Leur *étendue* doit être en rapport avec le résultat,
c'est-à-dire avec le degré d'excitation qu'on se propose
d'obtenir. Plus ils seront grands, plus celle-ci sera marquée. On les emploie communément d'une moyenne
grandeur, 4 centimètres de diamètre pour le bras, 6
centimètres pour les jambes, 8 à 10 centimètres pour
les cuisses, pour le dos, etc.

Quelques médecins apposent de petits vésicatoires
multipliés pour introduire par la voie prompte et facile
de l'absorption des médicaments appropriés. C'est ce
qu'on nomme la *méthode endermique*.

Quant au *nombre* des vésicants, le plus ordinairement
on n'en appose qu'un seul, qu'on remplace par un autre
lorsque le premier cesse de couler. Dans les maladies
graves, où il s'agit de provoquer une vive réaction, on
en place deux et rarement quatre à des points symé-

triques du corps, sans que cette disposition offre de l'importance.

Plus grand est le nombre, plus grande est la dimension des vésicants, plus on a à redouter l'irritation des organes urinaires. Nous dirons dans un des paragraphes suivants les moyens de la prévenir et de la combattre.

VIII. — APPLICATION DU VÉSICANT.

La partie étant préparée, on place l'emplâtre vésicant, et on le fait adhérer en le pressant légèrement avec la paume de la main, puis on le recouvre avec une compresse en toile ou en papier lavé (1) qu'on soutient par quelques tours de bande (2), serrés modérément pour ne point empêcher le développement de la vésicule. Enfin, on met le membre ou la partie dans une position telle que l'appareil soit le moins possible susceptible de se déranger.

Chez quelques malades indociles, comme les enfants ou les sujets atteints de délire ou de folie, on est souvent obligé d'entourer les membres de serviettes ou même de les fixer par des liens pour éviter le déplacement du vésicant ou la déchirure de l'épiderme soulevé, d'où résulte une douleur toujours plus vive.

Les emplâtres de grande dimension seront fendus aux quatre angles afin d'en rendre l'adhérence plus complète.

(1) Compresses Le Perdriel.
(2) Mieux par un serre-bras élastique Le Perdriel.

IX. — Durée de l'application du vésicant.

L'emplâtre vésicatoire ordinaire agit d'une manière assez lente ; aussi était-ce un usage général de le laisser appliqué pendant vingt-quatre heures. L'action de la *toile vésicante Le Perdriel* est beaucoup plus prompte ; elle est complète au bout de six ou huit heures, et l'épiderme est soulevé d'une manière régulière par une sérosité abondante. Cette rapidité d'action évite les accidents inflammatoires du côté des voies urinaires, que détermine souvent l'application prolongée des autres vésicants.

Il faut observer que chez quelques sujets la vésication a lieu beaucoup plus promptement, eu égard à la finesse et à la sensibilité de la peau ; comme aussi dans certaines fièvres graves, avec altération profonde du système nerveux, le vésicant ne produit qu'une rubéfaction incomplète, ou même aucune espèce d'action.

X. — Action des vésicants.

Elle est locale ou générale.

La première consiste d'abord en une sensation de démangeaison suivie bientôt d'une chaleur cuisante et d'une douleur plus ou moins vive, suivant l'irritabilité du malade. Les mouvements de la partie du membre augmentent cette douleur par suite du tiraillement de la portion de peau qui est enflammée, les artères voisines battent avec plus de force, et bientôt apparaissent les phénomènes généraux.

Dans la seconde, le pouls s'accélère, la chaleur gagne toute la peau, qui quelquefois est sèche, d'autrefois humectée par une sueur abondante; il y a de l'anxiété, une soif plus ou moins vive, en un mot, on voit survenir cet état morbide qu'on a nommé *fièvre des vésicatoires*. Celle-ci est d'autant plus prolongée et plus forte que le sujet est plus irritable et que les vésicants sont plus grands et plus multipliés. Ces accidents n'existent pas ou sont beaucoup moindres quand on fait usage de la *toile vésicante Le Perdriel*.

Un petit vésicatoire n'agit que localement d'ordinaire et comme dérivatif, en appelant vers le centre de fluxion qu'il détermine les fluides contenus dans les vaisseaux voisins.

Un vésicatoire de moyenne et surtout de grande dimension agit comme un véritable tonique stimulant : il provoque l'énergie de tous les systèmes organiques. La révulsion qu'il opère dans ce cas est due plutôt à l'accumulation du fluide nerveux sur les parties où il est placé qu'à la quantité de fluide séreux dont il provoque l'exhalation.

Les vésicants ont une action moins marquée sur les personnes grasses, lymphatiques ou atteintes de cachexie (1) que sur celles qui sont maigres et irritables.

Dans les pays chauds, l'irritation qu'ils déterminent

____

(1) On nomme cachexie cet état dans lequel une altération profonde d'un organe ou des humeurs a jeté un malade, et caractérisé par la pâleur de la peau, la faiblesse.

est toujours plus vive que dans les pays froids ou tempérés.

A part les phénomènes locaux ou généraux que nous venons de décrire, les vésicants en produisent quelquefois un autre tout spécial sur les organes urinaires, lequel se manifeste par une chaleur au col de la vessie suivie d'un gonflement qui gêne plus ou moins le passage des urines et en rend la sécrétion moindre et l'excrétion pénible et douloureuse. Ces accidents sont plus prononcés lorsque les voies urinaires sont déjà affectées d'irritation, mais ils ne sont pas à craindre par l'emploi de la toile vésicante Le Perdriel.

Lorsque le vésicant employé est d'une grande dimension, ces accidents disparaissent, du reste assez promptement, par l'usage des boissons mucilagineuses, comme l'eau de graine de lin, des demi-bains, l'emploi d'embrocations camphrées ou l'application de quelques sangsues. La diète et le repos seconderont ces moyens d'une manière efficace.

Dans certaines maladies graves, lorsque la sensibilité générale est diminuée ou que les forces vitales sont concentrées sur des organes internes atteints d'une vive inflammation, la peau est insensible à l'action des vésicants; on dit alors qu'ils ne prennent pas. Quelquefois, cependant, ce défaut d'action n'est qu'apparent, et si l'état du malade vient à s'améliorer, on trouve, le lendemain ou les jours suivants, la surface que les vésicants recouvraient rubéfiée ou même complétement vésiquée.

XI. — LEVÉE ET PREMIER PANSEMENT DU VÉSICANT.

On doit se munir d'abord du linge nécessaire, de ciseaux et de pinces à pansement. On lève l'appareil avec précaution pour ne pas rompre la vésicule que forme l'épiderme détaché par la sérosité; on retire l'emplâtre vésicant en le soulevant doucement, avec lenteur, par un des points de la circonférence; puis, avec la pointe des ciseaux, on fait une incision à la partie la plus déclive de la vésicule. La sérosité est reçue sur un linge ou dans un récipient quelconque pour ne point souiller les vêtements du malade.

Si on veut n'établir qu'un *vésicatoire volant*, on applique sur la surface vésiquée un linge ou du papier brouillard enduit de beurre frais ou de cérat, ou mieux encore du *Taffetas rafraîchissant Le Perdriel*, c'est-à-dire celui qui est usité pour le pansement des cautères.

Si, au contraire, on veut provoquer la suppuration, on saisit la partie incisée de l'épiderme avec des pinces à pansement tenues de la main gauche, puis, avec les ciseaux, on agrandit l'ouverture en multipliant les incisions au pourtour de la plaie autant que la résistance opposée à la traction légère qu'on exerce sur l'épiderme le rend nécessaire. Ordinairement la pellicule épidermoïque vient facilement et d'une seule pièce, quelquefois elle se rompt et on ne peut enlever que successivement ses diverses portions. Autant que possible, il faut mettre de la célérité dans cette opération pour éviter le contact prolongé de l'air atmosphérique sur la plaie, lequel détermine une douleur plus vive.

Si quelques parties de l'épiderme adhèrent avec trop de force, on ne devra point s'obstiner à les enlever, car elles se détacheront d'elles-mêmes au second pansement.

Dans tous les cas, il faut se garder de confondre avec la promptitude que nous conseillons une manière trop hardie, ou pour mieux dire trop brusque, de saisir l'épiderme soulevé avec le bout des doigts et de l'arracher en tirant sur lui jusqu'à ce qu'il se détache de tous les points de sa circonférence : une souffrance aiguë serait le résultat de cette circonstance condamnable.

Il arrive parfois que la sérosité exhalée sous l'épiderme n'a point formé une vésicule unique, mais plusieurs vésicules accolées les unes aux autres et résultant de soulèvements partiels de l'épiderme. Cet accident provient ou de l'emploi de vésicatoires saupoudrés avec des cantharides grossièrement pulvérisées et répandues d'une manière irrégulière à leur surface, ou de la pression exercée par le bandage sur un point de la peau plus fortement que sur un autre. Il faut, dans ce cas, relâcher l'appareil, s'il y a lieu, et attendre que le développement de la vésicule soit complet, ou bien détacher avec des pinces et des ciseaux ces portions d'épiderme soulevées, celles qui restent devant s'enlever avec facilité au second pansement.

Enfin, dans quelques affections fébriles accompagnées d'une chaleur très-vive de la peau, la sérosité est comme coagulée en une seule masse, comme du blanc d'œuf qui a subi un commencement de coction; elle ne peut, par conséquent, s'échapper par l'incision que nous avons conseillée. On se conduit alors différemment, suivant qu'on veut établir un vésicatoire passager ou à demeure. Dans le premier cas, on se contente de faire de petites incisions multipliées à la surface de l'épiderme, par lesquelles s'établit un léger suintement des portions encore fluides; le surplus de la sérosité se dessèche, se détache, et tombe bientôt sous la forme d'une membrane plus ou moins épaisse, plus ou moins tenace. Quand on veut, au contraire, entretenir le vésicatoire, on incise avec des ciseaux tout le pourtour de la vésicule et avec elle on enlève la sérosité coagulée.

La surface de la plaie mise à nu, on essuie doucement ses bords avec un linge fin, puis on applique un morceau de *taffetas à vésicatoire Le Perdriel;* seulement on aura la précaution, pour le premier pansement, de l'enduire d'une légère couche de cérat ou de beurre frais, afin d'éviter que la préparation épispastique dont il est recouvert n'agisse trop activement sur une plaie récente.

Ce taffetas est certainement préférable aux moyens anciennement usités: il n'a point l'inconvénient de contracter de mauvaise odeur, comme la poirée, qui manque d'ailleurs dans la saison d'hiver. Il vaut mieux aussi que le papier brouillard ou le linge enduit de cérat, lesquels absorbent les corps gras dont on les recouvre, et se trouvent bientôt en contact immédiat avec la plaie,

s'y attachent et la déchirent quand on veut les enlever.
Nous verrons, dans le paragraphe suivant, que c'est
surtout pour entretenir un vésicatoire que le *taffetas Le
Perdriel* offre des qualités supérieures à tout autre topique mis en usage jusqu'à ce jour.

Quel que soit, du reste, le moyen de pansement que
l'on adopte, il ne faut jamais oublier de lui donner une
étendue plus grande de quelques lignes que celle de la
plaie, afin d'éviter que ses bords n'y adhèrent, ce qui
rendrait nécessairement le pansement plus difficile et
plus douloureux.

On observera, du reste, que l'application du topique,
même le plus doux, sur la surface dépouillée de l'épiderme provoque une souffrance vive que les malades
comparent à la brûlure, mais qui disparaît promptement.

Par-dessus le topique on est dans l'habitude de placer une compresse en linge, soutenue par quelques tours
de bande; une amélioration réelle à ce mode de pansement consiste à substituer aux compresses en linge des
compresses en papier lavé, compresses Le Perdriel, et à
la bande un bandage élastique. Ces compresses absorbent également bien la suppuration, et le prix en est
moindre que le blanchissage seul du linge. Quant au
bandage (1), formé par un tissu en caoutchouc, il se prête
merveilleusement aux mouvements des membres, dont
il ne gêne en aucune façon le développement chez les

(1) Serre-bras élastique perfectionné de Le Perdriel.

enfants. Il porte une plaque en métal ou en cuir bouilli, laquelle garantit la plaie du contact des corps extérieurs et empêche le développement des excroissances sur la surface du vésicatoire et des bourrelets autour du cautère.

L'appareil appliqué comme nous venons de le dire, on met la partie dans une position telle que le malade souffre le moins possible, c'est-à-dire qu'on place les membres dans le sens de la flexion, pour éviter tout tiraillement de la peau.

XII. — PANSEMENTS JOURNALIERS OU ENTRETIEN DU VÉSICANT.

La plaie obtenue par le vésicant est d'une sensibilité extrême dans les premiers jours, et l'application d'un topique gras et adoucissant sur la surface suffit pour provoquer une exhalation abondante de fluides séreux ; mais si on en continuait l'usage, bientôt cette plaie se couvrirait d'une exsudation blanchâtre et se cicatriserait. C'est même le mode de pansement que l'on doit adopter lorsqu'on ne veut obtenir qu'une action passagère un peu plus prononcée que celle du vésicatoire volant.

Quand on désire une excitation et une sécrétion permanentes, il est indispensable de couvrir chaque jour la plaie d'un topique qui s'oppose à sa cicatrisation. A cet effet on s'est servi jusqu'à ce jour de la même substance qui a été mise en usage pour établir le vésicatoire, c'est-à-dire de cantharides, le plus ordinairement incorporées dans des corps gras, de manière à former des pommades vertes, jaunes, etc.; celles dites au garou en contiennent également. Les unes et les autres ont l'inconvénient de provoquer des ardeurs de vessie chez les personnes qui ont les organes urinaires irritables; elles ont aussi une activité variable, suivant qu'elles sortent de telle ou telle officine, chaque pharmacien ayant un mode particulier de préparation; enfin elles sont sujettes à s'altérer par l'action de la chaleur ou du temps.

Il n'en est pas de même des *papiers, toiles* et *taffetas Le Perdriel*, dont nous avons déjà dit quelques mots; ils n'ont aucun de ces inconvénients. Doux et frais au toucher, exempts de corps graisseux, ils ne contractent jamais de rancidité, même sous les latitudes les plus chaudes; ils n'adhèrent jamais aux bords ni à la surface de la plaie; puis, comme ils ne contiennent aucune préparation de cantharides, ils ne portent point d'irritation vers la vessie. La substance épispastique étendue d'une manière uniforme sur la surface rend son action régulière et variable seulement sous le rapport de son intensité, suivant qu'on emploie les numéros 1, 2 ou 3. Par ce moyen on peut donc, en tenant compte toutefois de l'état du malade et de son tempérament, maintenir la plaie dans cet état d'irritation modérée sans laquelle est impossible une suppuration constante et de bonne nature.

En effet, un vésicatoire trop excité devient rouge, douloureux, cesse de couler; trop peu, il se couvre d'exsudations blanchâtres et ne tarde pas à se cicatriser.

Cette tendance à la cicatrisation est plus prononcée chez les enfants que chez les adultes; aussi, pour eux, faut-il faire usage du numéro 3 , qui est le plus actif. Lorsque la suppuration fournie par le vésicatoire est trop abondante, il convient de pratiquer dans le numéro de taffetas destiné au pansement plusieurs petits trous par lesquels l'humeur puisse s'échapper et être absorbée par la compresse.

Doit-on laver ou seulement essuyer un vésicatoire? En le lavant on diminue l'excitation nécessaire et on favorise la formation des exsudations blanchâtres, bientôt suivies de la cicatrisation. On se contentera donc de restreindre cette opération aux pourtours de la plaie pour la nettoyer des matières purulentes qui peuvent la souiller. On n'essuiera sa surface que lorsqu'on verra se former de ces concrétions lymphatiques blanchâtres tendant à la recouvrir. Pour ne point trop irriter la plaie par le frottement, on applique sur elle, en exerçant une légère pression, un linge doux, qu'on tient par deux côtés opposés; on répète cette manœuvre jusqu'à ce qu'on ait enlevé les exsudations blanchâtres qui auraient pu se former.

L'inconvénient que nous venons de reconnaître à l'usage de laver un vésicatoire aurait également lieu à la suite de bains répétés. Il convient alors de laisser la plaie couverte des pièces de pansement. Nous verrons, dans un des paragraphes suivants, que, loin d'être nuisibles, il est des cas où des ablutions répétées deviennent extrêmement utiles, lorsqu'il s'agit, par exemple, de modérer l'inflammation dont le vésicatoire peut être atteint.

Doit-on panser un vésicatoire plusieurs fois par jour? En général, quand la suppuration n'est pas trop abondante, et que la température de l'atmosphère n'est pas trop élevée, un pansement journalier peut suffire; dans le cas contraire, on en fait deux, un le matin et l'autre le soir. C'est le moyen d'éviter l'odeur que répand ce genre d'exutoire. Chez quelques personnes cette odeur est tellement fétide qu'elles-mêmes en sont incommodées; des pansements multipliés ne suffiraient pas toujours pour la faire disparaître complétement et auraient le grave inconvénient de provoquer une trop grande irritation de la plaie. Dans ce cas, on emploiera les *compresses en linge carboné Le Perdriel;* elles ont la propriété de neutraliser les émanations fétides qui se dégagent du vésicatoire. Le chlorure de sodium aurait la même propriété, mais il a lui-même une odeur désagréable. Quant aux eaux de senteur et aromatiques, dont quelques personnes arrosent les linges ou compresses qui servent au pansement, leur action est fugace et incomplète.

XIII. — ACCIDENTS ET PHÉNOMÈNES CONCOMITANTS.

Ils sont de nature différente et peuvent se rapporter à l'état des parties voisines de la plaie et à celui de ses bords ou de sa surface.

XIV. — Phénomènes relatifs a l'état des parties voisines du vésicatoire.

Un des plus fréquents est le gonflement des ganglions lymphatiques situés dans le voisinage. Ainsi, le vésicatoire placé à la jambe ou à la cuisse produit quelquefois l'engorgement des glandes de l'aine. La cause de ce phénomène est l'irritation qui se provoque jusqu'à ces organes par le moyen des vaisseaux lymphatiques situés au-dessous de la plaie. Ce sont ces engorgements qu'on a cru quelquefois d'une nature vénérienne ou scrofuleuse, et contre lesquels on a dirigé un traitement souvent dangereux, tandis qu'il suffit ordinairement de panser le vésicatoire avec un topique plus doux et de tenir le membre dans le repos.

L'inflammation de la peau qui entoure le vésicatoire est un accident assez commun; il dépend d'un exercice immodéré du membre, d'écarts dans le régime, de l'usage d'aliments échauffants, de l'emploi de pommades rancies ou trop irritantes. Il provient encore d'une prédisposition particulière aux affections cutanées; très-souvent, dans ce dernier cas, on voit la maladie de la peau, contre laquelle on avait cru convenable d'employer un vésicatoire, se transporter sur la surface qui l'entoure et s'y fixer avec une opiniâtreté difficile et quelquefois impossible à surmonter. Il est vrai que dans le plus grand nombre des circonstances dont nous parlons, le nouveau siége de la maladie est préférable.

Ainsi mieux vaut porter une dartre, par exemple, au bras qu'à la figure, aux mains, etc.

On combattra l'inflammation qui affecte le pourtour du vésicatoire par le repos, les cataplasmes émolliens et narcotiques, les ablutions de même nature, les bains locaux ou généraux, les boissons rafraîchissantes, le régime.

Quelquefois l'inflammation s'étend au tissu cellulaire, sous-cutané et forme un véritable phlegmon. Presque toujours alors on est obligé de supprimer le vésicatoire, de mettre en usage les saignées, les sangsues, la diéte, etc.

Au pourtour des vésicatoires, on voit naître encore assez souvent une éruption de boutons remplis d'un pus blanchâtre. Ils n'existent ordinairement que d'une manière passagère; les boissons rafraîchissantes, le régime les font bientôt disparaître.

XV. — PHÉNOMÈNES RELATIFS A L'ÉTAT DES BORDS DE LA PLAIE.

Les bords d'un vésicatoire tendent à se rapprocher dans le plus grand nombre des cas, soit parce qu'on fait usage de topiques trop peu excitants, soit parce qu'on n'a pas la précaution de donner aux moyens de pansements, qui sont en contact immédiat avec les bords de la plaie, une étendue suffisante pour que la zone enflammée ne les dépasse point.

D'autres fois, au contraire, le vésicatoire tend à s'agrandir. Cela tient à ce qu'on place le taffetas ou les

autres épispastiques trop au-delà des bords de la plaie ;
à ce qu'on fait usage de topiques trop irritants bien au-
delà des bords de la plaie ; ou, enfin, à certaine disposition scorbutique, dartreuse ou vénérienne des sujets.

Si le vésicatoire tend à se rétrécir par suite du défaut d'excitation ou par un mode vicieux de pansement,
on conçoit facilement ce qui doit être fait : il suffit
d'augmenter l'activité du topique ; ainsi, employer le
n° 3 du *taffetas Le Perdriel* au lieu du n° 2, généralement usité ; mettre le topique employé en rapport d'é-
tendue avec celle de la plaie, de manière à en dépas-
ser légèrement les bords pour éviter qu'ils n'adhèrent
aux compresses en papier ou en linge. Quand la plaie
s'agrandit, il faut sans hésiter supprimer les pommades
épispastiques, si on en a conservé l'usage ; un de leurs
inconvénients est de s'étendre par la chaleur au pourtour
de la plaie et de l'irriter.

Quelle que soit, du reste, la cause de l'accident dont
nous parlons, pour y remédier, il faut faire au centre
d'un morceau de papier brouillard une ouverture conforme à l'étendue qu'on veut laisser au vésicatoire ; on
l'enduit de cérat, puis on le pose avec soin, de manière
à recouvrir une partie de la plaie dans son pourtour ;
enfin on applique par-dessus le taffetas épispastique.

Dans les cas d'affection scrofuleuse, scorbutique, outre
les moyens ci-dessus, il faut administrer intérieurement
aux malades des médicaments toniques, le vin de gen-
tiane, de quinquina, le vin anti-scorbutique, etc. La
nourriture sera substantielle.

XVI. — Phénomènes relatifs a la surface de la plaie.

Un des plus ordinaires est une douleur quelquefois si vive que les malades sont dans un état d'éréthisme violent : ils s'agitent et poussent des cris lamentables ; on a même vu quelquefois des femmes nerveuses et des enfants pris de convulsions. L'inspection de ces vésicatoires ne révèle, dans leur aspect, aucun phénomène spécial ; ils ne sont ni enflammés ni excités par des topiques trop actifs. C'est à une grande irritabilité qu'il faut attribuer ces accidents dont nous parlerons. Souvent on les fait cesser par l'application de cataplasmes préparés avec une décoction de racines de guimauve et de la farine de lin. Des cataplasmes de fécule de riz, appliqués à froid, calment surtout cet état d'irritation. Des ablutions répétées avec des décoctions de guimauve, de pavot ou de graine de lin seront très-utiles dans ce cas, de même que quelques bains généraux tièdes.

Nonobstant cette médication, il faut quelquefois supprimer le vésicatoire. Mais dans le plus grand nombre des cas, les malades s'habituent bientôt à supporter la douleur inséparable de ce genre d'exutoire ; seulement, la souffrance qu'il provoque augmente par les variations atmosphériques.

Les vésicatoires tombent parfois dans un état d'atonie qui détermine la suppuration. On voit alors se former à la surface des points blanchâtres qui s'étendent et ne laissent bientôt plus entre eux que de petits intervalles plus saillants, ou la plaie est d'un rouge vif et suppure encore; ces intervalles ne tardent pas à être envahis par ces concrétions blanchâtres et le vésicatoire à se fermer.

Pour remédier à cet accident, il suffit d'employer un épispastique plus actif. Si ce moyen ne réussit pas, on applique un cataplasme de farine de lin immédiatement sur la plaie; au bout de quelques temps, ces concrétions sont ramollies, et on les enlève avec des pinces par fragments plus ou moins étendus.

Quelques médecins, pour *ranimer le vésicatoire* dans le cas dont nous parlons, le saupoudrent avec des cantharides; mais ce puissant épispastique n'a aucune action si la plaie est complétement recouverte de concrétions blanchâtres.

D'autres ont proposé de se servir de sucre pulvérisé; mais il n'agit que d'une manière imparfaite.

L'alun calciné en poudre serait sans contredit préférable: il modifie avec avantage cette sécrétion membraniforme par une action chimique légèrement caustique.

L'inflammation de la surface des vésicatoires, comme celle du pourtour, est un accident très-ordinaire; elle dépend d'écarts dans le régime, d'un exercice trop violent, de contusions, d'un bandage trop serré, de topiques trop irritants, etc. On observe alors tantôt un état de sécheresse de la plaie, qui est d'un rouge ardent et fait éprouver un vif sentiment de chaleur et de cuisson plus ou moins douloureuse; tantôt une suppuration séreuse si abondante qu'elle pénètre toutes les pièces du pansement et même les vêtements du malade. Pour combattre cet accident, on applique immédiatement sur la plaie un cataplasme émollient et on la baigne dans une décoction de son et de morelle. On continue l'emploi de ces moyens jusqu'à ce qu'on ait ramené l'inflammation à un degré modéré, car elle cesserait bientôt d'être suffisante si on abusait des émollients, et la plaie se couvrirait des concrétions blanchâtres qu'on doit éviter.

Si l'inflammation tient à l'emploi d'épispastiques trop irritants, on se contente de modifier leur action en diminuant leur degré d'activité, comme aussi on aura soin de changer un bandage vicieux ou de diminuer sa pression, si elle est trop forte ; en un mot, on éloignera toutes les causes auxquelles on pourrait attribuer l'état inflammatoire de la plaie. Le repos, le régime seconderont, dans tous les cas, d'une manière efficace les moyens que nous venons d'indiquer.

Le *saignement d'un vésicatoire* peut dépendre de diverses causes. Ainsi, il résultera de la déchirure soit des bords, soit de la surface de la plaie par les pièces d'appareils qu'on enlève avec trop de précipitation ; mais cet accident ne sera pas à redouter avec l'emploi du *Taffetas Le Perdriel*. Toujours frais et souple, il ne contracte jamais d'adhésion, et a de plus l'avantage de rendre inutiles les ablutions avec de l'eau tiède, indispensables dans le mode de pansement ordinaire pour décoller les papiers épispastiques ou les linges dont on se sert généralement. Ces ablutions, il faut le dire, ont souvent pour résultat de déterminer trop de relâchement et par suite de l'atonie dans la plaie, qui bientôt alors se recouvre de concrétions blanchâtres.

Le saignement du vésicatoire, dans d'autres circonstances, paraît dépendre de l'état d'éréthisme de la plaie. La couche extérieure de la peau, recouverte d'une infinité de papilles nerveuses vasculaires, est susceptible d'une espèce d'érection, due au contact de l'air, au moment où on enlève l'appareil du pansement et par suite de laquelle les orifices des vaisseaux s'ouvrent et laissent échapper une quantité souvent considérable de sang.

Les émollients, les anodins, les décoctions de guimauve, de pavots ou de morelle, les applications de cérat opiacé, les bains locaux et généraux modifieront cet état morbide du vésicatoire.

Quant au saignement qu'on observe dans les affections scorbutiques, dans les fièvres adynamiques et typhoïdes, il dépend d'un état tout-à-fait opposé à celui que nous venons de décrire, c'est-à-dire de l'atonie qui affecte les vaisseaux comme tous les autres organes dans ces maladies. C'est par des toniques astringents qu'on remédiera à cet état des vésicatoires. Ainsi, on les couvrira de compresses trempées dans une décoction ou dans du vin de quinquina et on se servira de miel rosat, de thériaque pour le pansement.

Dans les fièvres typhoïdes et putrides, à la fin des maladies chroniques qui ont épuisé les forces du malade, on voit assez souvent les vésicatoires rendre un pus rougeâtre, sanieux, extrêmement fétide, et même se couvrir de taches brunes ou eschares gangreneuses. Outre les médicaments internes que le médecin mettra en usage en pareille circonstance, il sera toujours bon de couvrir la surface de la plaie avec un mélange de quinquina, de charbon et de camphre, réduit en poudre fine. Quand les eschares commenceront à se détacher, on fera le pansement avec l'onguent styrax ou autres topiques stimulants, afin de réveiller la vitalité de la peau.

Parmi les accidents qui surviennent à la surface d'un vésicatoire, placé à demeure, il en est encore un qui consiste dans des *végétations développées sous la forme de champignons*, regardées comme des prolongements de ce qu'on nomme le tissu de la peau. On n'observe ces végétations fongueusés que dans les plaies très-anciennes, chez lesquelles le contact prolongé de l'air atmosphérique a amené une organisation analogue à celle des membranes muqueuses. Si ces fongus sont peu considérables, on se contentera de les saupoudrer avec du sucre ou mieux de l'alun calciné en poudre; mais s'ils sont volumineux, il est préférable de les toucher avec la pierre infernale ou de les enlever avec des ciseaux courbes sur le plat, opération peu douloureuse après laquelle on arrêtera le sang au moyen d'amadou, de linge brûlé, de poudre de colophane, etc. En cautérisant le pédicule de la végétation qu'on vient d'enlever, on aura le double avantage d'arrêter l'effusion du sang

Le plus ordinairement, il suffira, pour s'opposer au développement de ces excroissances, de remplacer les bandes en linge, dont beaucoup de personnes se servent pour le pansement des vésicatoires, par un bandage portant une plaque en cuivre ou en métal, tel que celui que nous avons signalé plus haut. La compression modérée qu'il exerce sur la plaie est la source des résultats favorables qu'on obtient de son emploi.

Quelquefois, cependant, malgré le moyen dont nous venons de parler, on verra de vieux vésicatoires se couvrir de nombreuses végétations, toujours renaissantes ; il sera alors préférable de supprimer ces exutoires et d'en établir de nouveaux sur d'autres parties.

XVII. — DE LA DÉMANGEAISON PRODUITE PAR LE VÉSICATOIRE.

Cet accident est fort ordinaire ; il dépend le plus souvent des topiques emplastiques ou résineux dont on se sert pour le pansement. L'usage des pommades, dont la base est un corps gras qui rancit promptement par la chaleur que la peau lui communique, a les mêmes inconvénients. On combattra ces démangeaisons par des ablutions faites avec de la décoction de feuilles de laitue, de morelle, ou avec une infusion de feuilles de laurier cerise, employées tièdes ou froides suivant la saison et la disposition particulière du sujet. Mais surtout on se servira pour le pansement du *Taffetas Le Perdriel*, qui n'a aucun des inconvénients qu'on reproche aux papiers et aux pommades employés jusqu'à ce jour. Il est vrai de dire que chez quelques personnes cette démangeaison dépend d'une âcreté particulière des humeurs qui s'écoulent de la plaie, et qui, par leur contact, irritent continuellement la peau qui l'entoure. Dans ce cas, il faut faire des pansements plus rapprochés et des ablutions plus répétées, telles que nous les avons indiquées ci-dessus. Dans d'autres circonstances, la démangeaison provient d'une disposition à une maladie dartreuse qui vient fixer son siége au pourtour du vésicatoire. On conçoit que, dans ce cas, c'est par un traitement approprié à l'état du malade qu'on pourra combattre cet accident.

CHAPITRE III.

Des Cautères.

I. — DÉFINITION.

Les *cautères* sont des ulcérations établies sur un point de la peau et entretenues au moyen d'un corps étranger qu'on y introduit, dans le but de prévenir ou de guérir certaines maladies.

La dénomination de *fonticules*, qu'on leur a appliquée fréquemment, exprime que c'est par eux qu'on obtient un écoulement des humeurs.

II. — LIEU D'ÉLECTION POUR L'APPOSITION DES CAUTÈRES.

Les parties du corps sur lesquelles on place des cautères varient avec le résultat qu'on désire obtenir.

Si l'on veut établir un cautère permanent, il faut l'appliquer sur une partie du corps abondamment pourvue de tissu cellulaire, c'est-à-dire de chair, où les mouvements ne soient pas gênés et où le pansement soit facile. Il faut l'éloigner des saillies osseuses, des vaisseaux, des nerfs, des tendons, des faisceaux musculaires ; enfin on devra choisir de préférence les points où le tissu cellulaire est le plus abondant.

Ainsi, au bras, on l'applique dans une espèce d'enfoncement triangulaire que laissent entre eux le tendon deltoïde, en haut, et les muscles brachiaux, en avant et en arrière.

A la cuisse, on le place, à 7 ou 8 centimètres environ, au-dessus du condyle interne du fémur, sur une ligne celluleuse bornée en avant par une portion du muscle crural antérieur, et en arrière par les tendons du muscle troisième adducteur et droit interne : ce cautère est très-gênant, et les pièces d'appareils y sont fort difficilement appliquées avec solidité.

A la jambe, il faut l'appliquer immédiatement audessous de l'expansion tendineuse, appelée *patte d'oie,* derrière le bord interne du tibia et devant celui des muscles jumeaux et soléaires; à la nuque, dans un point correspondant aux fosses sous-occipitales; au dos et aux lombes, dans toute la longueur des gouttières vertébrales; à la poitrine, dans les points correspondant aux intervalles intercostaux; au-dessous de la clavicule, dans la fosse surépineuse de l'omoplate; aux hypocondres, le long du rebord inférieur des côtes abdominales; enfin, au voisinage des articulations, dans les points correspondant aux amas celluleux les plus considérables de leur pourtour.

La facilité que les humeurs trouvent à s'écouler par les aréoles composant le tissu cellulaire, explique le choix que l'on fait, pour l'application des cautères, des endroits où ce tissu est plus abondant. On remarquera également que les points que nous avons indiqués, comme ceux où les cautères doivent être établis, surtout pour les membres dont les mouvements sont plus multipliés et plus étendus, que ces points, disons-nous, ne correspondent pas à des faisceaux musculaires. Si l'on ne prenait pas ce soin, l'action des muscles ne tarderait pas, outre la douleur qu'elle occasionnerait, à opérer le déplacement de l'exutoire.

III. — DES OBJETS NÉCESSAIRES POUR ÉTABLIR UN CAUTÈRE.

Il faut avoir de la potasse caustique sèche et bien pure, ou un bistouri, suivant le mode opératoire qu'on croira préférable, des bandes de largeur et de longueur proportionnée à la partie sur laquelle on doit en faire l'application ; du sparadrap, du diachylon gommé, de la charpie et des ciseaux.

La potasse caustique sera préférée à la pommade ammoniacale qu'on a proposée pour établir les cautères, car celle-ci a l'inconvénient de s'altérer promptement. Le caustique de Vienne, ou mieux encore le *caustique de Filhos* (1), peut être aussi employé au lieu de la potasse, dont on se sert généralement.

IV. — PRÉPARATION DU LIEU D'ÉLECTION.

Quand le lieu destiné à l'application du cautère sera fixé, on aura soin d'enlever tous les poils ou les

(1) Article de la *Gazette des Hôpitaux.*

cheveux qui recouvrent la peau ; on se servira à cet effet de ciseaux fins ou d'un rasoir. Cette précaution est indispensable, car dans les pansements qui doivent suivre, les poils font adhérer les pièces d'appareil à la peau, qui est tiraillée d'une manière douloureuse.

V. — CHOIX DU PROCÉDÉ OPÉRATOIRE.

L'emplacement du cautère devra être déterminé d'après le résultat qu'on voudra obtenir. Ainsi, dans le cas où on aura pour but de déterminer soit une stimulation forte de la peau, soit une action révulsive marquée sur tel ou tel point, on donnera la préférence au *caustique Filhos*, surtout si le sujet est impressionnable et pusillanime. On se servira du bistouri dans le cas contraire et lorsqu'on voudra obtenir une suppuration plus prompte.

VI. — APPLICATION DE LA POTASSE CAUSTIQUE.

Le point de la peau où l'on veut établir le cautère étant préparé, comme il a été dit, on prend un morceau de sparadrap diachylon gommé de quatre centimètres de diamètre et l'on pratique dans sa partie centrale une ouverture de moitié moins grande que l'eschare qu'on veut produire. On l'applique sur la peau de manière à ce qu'il adhère partout exactement, en ayant soin que l'ouverture qu'il présente corresponde précisément au lieu qu'on a choisi, puis on y place un morceau de potasse caustique dont la grandeur varie suivant la profondeur et l'étendue de l'eschare désirée. Un morceau gros comme une lentille suffit pour un cautère d'une dimension ordinaire. On entoure la potasse caustique de charpie fine destinée à la maintenir et à absorber le superflu provenant de la liquéfaction du caustique, qui, sans cette précaution, pourrait décoller le sparadrap et faire des fusées plus ou moins longues sur la peau. Par-dessus la charpie, on applique un morceau de sparadrap diachylon gommé un peu plus grand que le premier, et sans ouverture ; enfin, sur le tout on met une compresse pliée en plusieurs doubles, qu'on soutient par quelques tours de bande, ou mieux encore, par un *Bandage élastique Le Perdriel,* analogue à celui que nous avons recommandé pour les vésicatoires.

VII. — ÉTABLISSEMENT DU CAUTÈRE PAR LE CAUSTIQUE FILHOS.

Les caustiques, fréquemment usités dans l'art de guérir, ne sont pas toujours faciles à employer dans certains cas, et souvent il en résulte des accidents graves, malgré l'habileté du médecin et les précautions qu'il a pu apporter dans son opération.

Frappé de ces inconvénients, M. le docteur Filhos a eu l'heureuse idée de solidifier le caustique de Vienne et d'en former des cylindres coulés dans des tubes en plomb. Déjà beaucoup de médecins ont pu apprécier la commodité et les avantages de ce puissant caustique dans le traitement des maladies de l'utérus, du sein, etc.

L'enveloppe de plomb qui le contient garantit de son

action les organes voisins de celui qu'on veut atteindre, lorsqu'il s'agit de cautériser dans un canal naturel ou dans le fond d'une plaie.

Pour s'en convaincre, il suffit d'enlever avec un instrument tranchant, du côté où le tube est ouvert, toute la partie qui se serait hydratée en attirant l'humidité de l'air, de tremper le bout du caustique solide dans de l'alcool, de l'eau-de-vie et même de l'eau, et de procéder aussitôt à son application.

L'opération terminée, on essuie le caustique et on le renferme dans son étui, bien bouché.

Ce caustique n'est pas à l'usage du public ; il ne se délivre qu'aux médecins et pharmaciens, sur leur demande signée.

On trouvera donc chez moi des cylindres de ce caustique de plusieurs grosseurs, que l'on peut tailler comme un crayon.

VIII. — ÉTABLISSEMENT DU CAUTÈRE PAR L'INSTRUMENT TRANCHANT.

La manière la plus simple de procéder à cette opération est de faire à la peau, dans le lieu qu'on a choisi, un pli que l'on incise avec un bistouri, de manière à intéresser toute l'épaisseur du derme ; puis on place dans la plaie une boulette de charpie un peu serrée qu'on soutient par une compresse et un bandage, comme il est dit plus haut.

L'emploi du bistouri, pour établir les cautères, est, sans contredit, le procédé le plus imparfait dont

on puisse user, car, outre qu'il est extrêmement douloureux, les téguments n'étant point ulcérés dans toute
leur épaisseur, mais seulement à leur surface, ils sont
simplement refoulés par l'action du pois, et tendent
toujours, par conséquent, à reprendre leur place. Ce
n'est qu'en comprimant assez longtemps les tissus que
la peau s'ulcère et que le cautère se trouve établi. Le
procédé suivant, par les caustiques, est bien préférable.

IX. — DURÉE DE L'APPLICATION DU CAUSTIQUE.

Elle est d'un quart d'heure, d'une demi-heure ou
d'une heure quelquefois, suivant la finesse et la suscep-
tibilité de la peau. Après l'application du caustique, le
malade commence à éprouver une chaleur brûlante,
qui se prolonge plus ou moins longtemps, selon le
volume de la potasse caustique employé. Au bout de
dix à douze heures, l'action de celle-ci est épuisée, et
on peut lever l'appareil.

Quelques chirurgiens conseillent, lorsque l'eschare
est trop longtemps à se détacher, ou lorsqu'ils veulent
en accélérer la chute, de pratiquer à son centre une
incision en croix et d'y introduire aussitôt le pois à cautère; mais pour que cette méthode soit couronnée de
succès, il faut que l'incision traverse toute l'épaisseur
de l'eschare, et que le pois soit en contact avec les
tissus vivants, afin que sa présence puisse y déterminer une irritation plus grande. Il ne servirait de rien,
en effet, si l'incision, ne portant que sur une partie

de l'eschare seulement, les pois n'agissaient que sur des parties mortes. Ce procédé demande d'ailleurs de l'habitude et ne peut être employé que par le chirurgien. Mais lorsque le cautère est établi sur les parois de la poitrine ou du ventre, surtout lorsque les sujets sont maigres, et que, par conséquent, ces parois ont peu d'épaisseur, il faut restreindre de beaucoup la durée de l'application du caustique, qui pourrait attaquer les muscles, pénétrer même dans les cavités et y produire des désordres très-graves. Dans ce cas, quatre heures sont ordinairement suffisantes pour obtenir la cautérisation de la peau et du tissu cellulaire immédiatement sous-jacent.

X. — LEVÉE DE L'APPAREIL ET PANSEMENT.

Le bandage enlevé, on détache le sparadrap en le soulevant par un des points de sa circonférence; et quand l'opération a bien réussi, on aperçoit une eschare molle, noire et parfaitement ronde, lorsqu'on s'est servi du caustique. Pour provoquer la suppuration et hâter la chute de l'eschare, on panse alors la plaie avec du sparadrap diachylon, sur lequel on a étendu un peu d'onguent basilicum ou de la mère.

Quand l'opération a été faite avec l'instrument tranchant, on laisse la boulette de charpie qu'on a introduite entre les lèvres de la plaie, jusqu'à ce qu'elle se détache par la suppuration, ce qui a lieu ordinairement au bout de quatre à cinq jours. On se contente de recouvrir le cautère avec un morceau de sparadrap diachylon seul ou enduit d'une couche légère d'onguent suppuratif.

XI. — ENTRETIEN ET PANSEMENT JOURNALIER DU CAUTÈRE.

L'eschare résultant de l'action du caustique ne se détache ordinairement qu'au bout de huit jours, quelquefois quinze, chez les sujets faibles et cacochymes.

Voici la marche que suit la nature dans cette opération : d'abord une auréole inflammatoire se montre au pourtour de l'eschare ; puis on voit se dessiner une zone grisâtre, formée par la substance même de la peau, et le tissu cellulaire sous-jacent que le travail éliminatoire de la suppuration tend à isoler des parties vivantes. De jour en jour cette zone s'agrandit ; enfin l'eschare tombe d'elle-même, ou ne tient plus que par quelques filaments celluleux qu'on coupe avec des ciseaux.

Tant que cette eschare est adhérente, elle sert à entretenir la suppuration comme le ferait un corps étranger ; mais dès qu'elle est détachée, on doit s'opposer à la circulation de la plaie, qui tend sans cesse à se fermer. Il en est de même alors que la boule de charpie, qu'on introduit dans la plaie du cautère fait par l'instrument tranchant, vient à tomber, entraînée par la suppuration. Pour s'opposer à un tel résultat, il faut, de toute nécessité, empêcher le rapprochement des bords de la plaie. A cet effet, on est dans l'habitude d'y placer des globules faits avec des racines d'iris, de petites oranges, de la cire, de l'ivoire ou de l'or. Quelques personnes font usage de pois de jardin ; mais chacune de ces substances a des inconvénients que nous devons signaler. Et d'abord, la cire, la résine, l'or, l'ivoire ne sont point susceptibles de dilatation; puis les chairs du pourtour de la plaie, agissant sans cesse sur eux par une contractilité qui est mutuelle, les repoussent peu à peu et se resserrent de manière à rendre leur introduction ou leur expulsion pénibles et douloureuses. Les globules en résine provoquent en outre une démangeaison plus ou moins vive. Les pois d'iris et de jardin, les oranges se dilatent, il est vrai, et maintiennent écartées les parois du cautère; mais ils restent durs en se gonflant, et dans les mouvements exercés par les malades, contondent les parties et causent une douleur souvent aiguë : les pois d'iris surtout, dont la forme est très-irrégulière, ont ce genre d'inconvénient.

C'était donc un service important à rendre aux personnes qui portent un cautère que de les soustraire à ces souffrances journalières, provoquées par la mauvaise nature des pois ou globules employés jusqu'à ce jour. Après des recherches nombreuses pour trouver une substance qui offrît tous les avantages désirables, M. Le Perdriel père parvint à confectionner avec le caoutchouc, ou gomme élastique, des pois qui, pénétrés par la chaleur humide de la plaie, sont souples et se prêtent à tous les mouvements des membres; qui conservent, en se gonflant, leur forme globuleuse et la reprennent aussitôt si elle a été momentanément altérée par l'action musculaire; qui maintiennent enfin le cautère dans un état de dilatation convenable sans pro-

voquer de douleur. Ces qualités élastiques doivent leur
faire donner la préférence sur les autres agents ; mais
pour leur faire remplir toutes les conditions désirables,
il a fallu les rendre propres à agir comme modification
de tel ou tel état de la plaie. Ainsi, ils sont devenus
émollients par l'addition de la racine de guimauve,
suppuratifs par celle du garou, *désinfectants* par celle
du charbon. Ces pois sont aujourd'hui les seuls employés dans les hôpitaux de Paris.

Enfin, il y a des pois médicamenteux dont la composition varie au gré du médecin, et au moyen desquels
il pourra introduire par absorption dans l'économie,
telle ou telle substance active qu'il serait avantageux
de faire pénétrer par cette voie. Nous verrons bientôt
dans quelles circonstances chacune de ces variétés de
pois élastiques doit être mise en usage. Les unes et
les autres sont d'ailleurs divisées pour la grosseur en
numéros correspondant à ceux des autres pois. L'ap-
probation des hommes de l'art est venue confirmer
celle que le gouvernement, toujours empressé de ré-
compenser les découvertes utiles, avait accordée à leur
inventeur en lui décernant un *brevet d'invention et de
perfectionnement.*

Ainsi donc, une fois l'eschare tombée ou la charpie
placée dans la plaie du cautère enlevée, on les remplacera par un pois élastique à la guimauve ou émollient;
mais si l'inflammation est assez vive, on prendra un
pois au garou ou suppuratif. Le pois sera d'autant plus
gros qu'on voudra obtenir une suppuration plus abon-

dante, car celle-ci est toujours en rapport avec la surface de la plaie, représentée par le volume du pois.

Lorsque les sujets ont de l'embonpoint ou que les cautères sont placés dans des parties charnues, un pois gros et rond sera employé avec avantage ; quand les sujets sont maigres ou que les chairs ont peu d'épaisseur, on se servira de préférence des pois hémisphériques qui causeront moins de douleur, parce que la pression exercée par le bandage sera protégée par les parties voisines, au-delà desquelles ils ne font point saillie, comme les pois sphériques. Il est vrai que cette considération n'a plus aujourd'hui la même importance, puisque les pois élastiques se prêtent merveilleusement à la pression par les bandages, et qu'on évite ainsi la douleur qui doit résulter de la compression transmise par un pois fait d'une substance dure, quelle qu'elle soit, aux parties sensibles qui forment les parois et le fond du cautère.

Le pois placé dans la plaie, on recouvrira celle-ci d'un morceau de *Taffetas rafraîchissant Le Perdriel.* Ce taffetas a l'avantage d'être souple, doux au toucher, de ne point adhérer aux bords de la plaie, de la maintenir dans un état de fraîcheur convenable et de calmer les démangeaisons qui accompagnent l'emploi de toutes les espèces de papiers recouverts d'une matière résineuse ou emplastique quelconque. Il se conserve sous toutes les latitudes, ne provoque aucune odeur désagréable, comme le font les feuilles de lierre, qui, en outre, ont l'inconvénient de se dessécher et de s'attacher au pourtour de la plaie ; plus économique d'ailleurs que tout autre, ce moyen est adopté aujourd'hui par un grand nombre de personnes, qui ont su apprécier tous ses avantages.

Lorsque la suppuration est abondante, il faut avoir la précaution de pratiquer dans le taffetas quelques petites fentes pour que la suppuration, en s'échappant de la plaie, puisse être plus facilement absorbée par la compresse qui le recouvre.

Les compresses dont on se sert généralement sont les COMPRESSES *Le Perdriel*, qui, coûtent moins cher que le blanchissage des compresses de linge et les suppléent sous tous les rapports ; elles sont surtout utiles aux personnes qui voyagent ou qui veulent laisser ignorer qu'elles portent un exutoire.

Le taffetas et la compresse étant appliqués sur la plaie, on les maintiendra par un *bandage élastique Le Perdriel*, semblable à ceux dont nous avons parlé dans le paragraphe relatif au pansement des vésicatoires. Ces bandages, formés par un tissu élastique, portent une plaque en métal ou en cuir, qui garantit la plaie du contact des corps extérieurs, y maintient le pois fixé convenablement, empêche le boursouflement et l'excroissance des chairs. Simples et élastiques, ils se prêtent facilement à tous les mouvements des membres, dont ils ne gênent ni l'action ni le développement, et sont préférables en cela aux bandes et aux bracelets en toile autrefois employés.

Chaque fois qu'on pansera un cautère, après avoir enlevé le bandage, la compresse et le taffetas, on es-

suiera avec soin, ou on lavera le pourtour du cautère
avec de l'eau froide en été, tiède en hiver ; puis on
fera sortir le pois de la plaie, soit en comprimant légèrement les parties entre les doigts, soit en le sai-
sissant avec des pinces. Quelques personnes ont la précaution de passer dans le trou que présente chaque pois
une anse de fil qui sert à le retirer. On remplacera le pois
extrait par un pois de même grosseur, qui sera émollient, suppuratif, désinfectant ou médicamenteux, suivant les indications qui se présenteront et que nous
allons étudier dans le chapitre suivant ; puis on achè-
vera le pansement, comme il a été dit plus haut.

Dans les grandes chaleurs, ou lorsque la suppuration
est abondante, il est indispensable de panser un cautère
matin et soir. On évitera ainsi l'irritation que le contact
prolongé de la matière purulente déterminerait au
pourtour de la plaie et la mauvaise odeur qu'elle pourrait engendrer et qu'on préviendra par l'emploi des pois
désinfectants au charbon et des compresses carbonées.

XII. — DES ACCIDENTS QUI PEUVENT ENTRAVER LA MARCHE DES CAUTÈRES.

On peut les diviser en deux ordres : ceux qui sont
relatifs aux parties voisines, et ceux qui affectent les
cautères eux-mêmes.

Parmi les premiers, on peut placer d'abord l'inflammation de la peau qui entoure le cautère. Cet accident
dépend quelquefois d'une disposition particulière du
sujet, telle qu'une maladie dartreuse ou érysipelateuse

qui se fixe sur ce point ; il dépend aussi d'écarts habituels de régime, de l'usage de boissons spiritueuses ou d'aliments salés ou épicés ; mais le plus souvent il est le résultat des applications topiques dont on se sert pour entretenir la suppuration. Ainsi, on l'observe par suite de l'emploi des feuilles de lierre, et surtout après celui des papiers à cautères qui sont recouverts d'une couche de matière résineuse ou emplastique. Il en est de même des taffetas préparés avec des substances susceptibles de rancir et par conséquent de devenir irritantes. Leur usage habituel détermine une cuisson et surtout une démangeaison toujours incommode souvent même insupportable. Ne pouvant résister au besoin de se gratter, le malade augmente nécessairement l'irritation déjà existante ; la peau s'enflamme, devient saignante, douloureuse ; les mouvements, où est établi le cautère, sont pénibles ; enfin quelquefois on voit survenir de la fièvre et l'insomnie.

On évitera ces accidents en remplaçant les feuilles de lierre et les papiers à cautère par l'emploi du *Taffetas rafraîchissant Le Perdriel,* recommandé dans le paragraphe précédent.

Dans les cas où une démangeaison plus ou moins vive tourmentera le malade, on fera des ablutions avec de l'eau de son, de morelle, de laitue ou avec une infusion de feuilles de laurier cerise. Si cette démangeaison dépend de l'irritation déterminée par le contact sur la peau de matières âcres qui s'écoulent du cautère, on devra multiplier les pansements et les ablutions. Si

elle provient d'un vice dartreux, dont la manifesta-
tion soit provoquée par le cautère sur le point de la peau
où il est établi, il conviendra de laver la partie avec
des eaux alcalines gélatineuses, avec de l'eau de Ba-
rége. Le malade prendra aussi des bains locaux ou généraux de même nature et se soumettra à un traitement dépuratif et hygiénique approprié à son état.

Un autre accident assez fréquent est l'apparition de
boutons ou de petites pustules au pourtour du cautère.
Les causes qui les produisent sont ordinairement les
mêmes que celles de l'inflammation que nous venons
d'étudier. On remédiera à cet accident par l'application de cataplasmes de farine de lin ou de fécule de
pomme de terre délayée dans une décoction de feuilles
de mauve ou de morelle : ces cataplasmes établis entre
deux linges fins seront mis à nu sur la plaie, c'est-à-
dire immédiatement par-dessus le pois et sans taffetas
intermédiaire. On emploiera aussi avec avantage les
ablutions calmantes par nous conseillées plus haut dans
les cas de démangeaison. Si les accidents persistent,
on secondera ces moyens par de grands bains, des
boissons rafraîchissantes, quelques légers laxatifs, tels
que l'eau de Sedlitz, le sulfate de magnésie, l'huile de
ricin, etc. On soumettra le malade à un régime doux
et au repos absolu.

On voit encore survenir au pourtour du cautère des
excroissances fongueuses, le plus souvent indolentes,
quelquefois saignantes et douloureuses. On les répri-
mera, soit en les saupoudrant avec de l'alun calciné,

soit en les touchant avec le nitrate d'argent ou pierre infernale. Ces végétations ne se montreront pas lorsqu'on fera usage d'un bandage muni d'une plaque dont la pression, quoique modérée, s'opposera d'une manière efficace à leur développement.

Les accidents qui affectent spécialement les cautères sont ou un excès ou un défaut d'inflammation, deux états également préjudiciables à l'effet qu'on doit obtenir de ces exutoires, c'est-à-dire une suppuration constante et régulière. Trop d'excitation produit un pus séreux, sanguinolent, de mauvaise nature; tandis qu'avec trop peu d'excitation, la sécrétion diminue ou devient nulle. Dans le premier cas, outre les moyens employés dans l'inflammation de la peau qui entoure le cautère et qui conviennent encore ici, on se servira des pois élastiques émollients à la guimauve, dont nous avons parlé dans un précédent paragraphe. Si l'inflammation est très-intense, s'il y a une sensibilité exagérée de la plaie, comme cela se voit chez des sujets nerveux et irritables, on pourra faire entrer dans la composition de ces pois de l'extrait de laitue ou de l'opium dans des proportions convenables.

Dans le cas où le cautère sèche, au contraire, par un défaut d'excitation, où la plaie est indolente et présente sur toute ou sur quelques points sa surface, de ces membranes blanchâtres qui sont si communes dans les vésicatoires, on se servira des pois élastiques au garou. Par leur usage, la plaie ne tardera pas à reprendre une couleur vermeille et la sécrétion deviendra plus abondante.

Un grand nombre de personnes se servent alternativement des pois émollients à la guimauve ou des pois suppuratifs au garou ; elles maintiennent ainsi leur cautère dans un état d'excitation, et, par conséquent, de sécrétion toujours égal.

Chez quelques individus, la suppuration fournie par le cautère a une odeur fétide, qui incommode le malade et ceux qui l'entourent. On obviera à ce fâcheux inconvénient en se servant des pois élastiques, dans la composition desquels entre du charbon pulvérisé, qui a la propriété de neutraliser les mauvaises odeurs. Les végétations et les excroissances fongueuses qui s'élèvent du fond et des parois du cautère seront traitées comme nous l'avons dit à propos de celles qui croissent à son pourtour.

Un accident assez fréquent chez les personnes qui font usage de bandages ou de serre-bras en linge est le *rétrécissement graduel de la plaie* dont les parois, par suite de leur contractilité naturelle, repoussent peu à peu le pois, qui ne peut être maintenu par ce mode de pansement comme par celui que nous avons indiqué. Pour donner à la plaie sa dimension première, il faut alors ou la cautériser à plusieurs reprises avec la pierre infernale ou rouler le pois dans la poudre d'alun calciné, après l'avoir trempé dans l'eau ; la destruction des chairs atteintes par le caustique rendra de nouveau facile l'introduction du pois. On évitera à l'avenir le même accident en adoptant le mode de pansement que nous avons prescrit, c'est-à-dire l'usage du bandage

décrit plus haut et des pois élastiques, qui en se dila-
tant, réagissent sur les parois du cautère et en conservent ainsi la dimension.

XIII. — DÉPLACEMENT DU CAUTÈRE.

Cet accident résulte de la négligence qu'on aura
mise dans l'élection du lieu convenable pour son application. Nous avons dit, dans le deuxième paragraphe
de ce chapitre, qu'il fallait éviter de placer un cautère
sur le trajet d'un muscle. En effet, les contractions répétées de celui-ci poussent le pois dans un sens ou dans
un autre, de manière que la plaie qu'il est destiné à
entretenir suit son déplacement progressif. On voit
souvent ainsi un cautère descendre jusqu'au pli du bras
ou jusqu'au milieu du mollet, et il en résulte pour le
sujet de la gêne et une douleur plus ou moins vives,
provoquées par chaque mouvement.

Le seul remède à opposer à un tel accident est de
fermer ce cautère et d'en établir un nouveau dans un
lieu plus convenable.

XIV. — ACTION DES CAUTÈRES.

Elle est primitive ou secondaire.

La première agit comme révulsive, surtout lorsque
l'on emploie la potasse caustique pour former la plaie.
La douleur qui accompagne ce procédé opératoire peut
contribuer à en déplacer une autre fixée sur un organe
plus ou moins éloigné.

C'est surtout par son action secondaire et dérivative

que le cautère a des avantages incontestables. On conçoit en effet facilement tout le bien qu'on peut obtenir, dans une foule de maladies chroniques avec altération des solides et des fluides, d'un point constant d'irritation fixé à l'extérieur, d'un écoulement journalier d'humeurs, qu'on a comparé avec raison à celui d'une fontaine, d'où est venu le nom de fonticule, employé par beaucoup de personnes. Que de maladies chroniques du cerveau et de ses membranes, des poumons et de leurs plèvres, du cœur, de l'estomac, du foie, de la rate, des intestins ; combien d'affections dartreuses, goutteuses, rhumatismales, etc., ont été guéries, ou au moins se sont améliorées par leur action salutaire sur l'économie !

Dans une foule de maladies, les cautères fourniront à la médecine une voie facile pour les combattre, soit en incorporant dans les pois élastiques des médicaments actifs, tels que la thridace, l'opium, la morphine, la strychnine, soit en déposant ces substances dans la plaie même, où elles sont absorbées et portées dans la circulation. Ainsi, dans les névralgies du plenus brachial ou du nerf sciatique, dans les paralysies du bras ou des extrémités inférieures, on obtient des succès incontestables de l'emploi de cette méthode qu'on a trop négligée jusqu'à ce jour.

CHAPITRE IV

I. — DÉFINITION.

On a donné le nom de moxas à certains corps combustibles qu'on fait brûler sur la peau pour en obtenir la cautérisation.

II. — ORIGINE.

C'est du Japon que ce puissant moyen thérapeutique a été importé en France.

III. — VARIÉTÉS, CONFECTION, ETC.

Les Japonais le préparent avec le duvet d'une espèce d'armoise. Percy a proposé de le former avec la moëlle de l'*helianthus animus* préalablement bouillie dans une forte solution de sel de nitre. M. Sarlandière, qui a voulu généraliser l'emploi de ces cautères, conseille de se servir des feuilles de l'armoise disposées en pyramides, dont on applique la base sur la peau et au sommet de laquelle on met le feu. Ces diverses substances brûlent avec rapidité, il est vrai, mais, par cette raison même, elles agissent faiblement, et on ne doit leur donner la préférence. que lorsqu'on veut obtenir une légère cautérisation. Dans le cas contraire, il faut faire usage du moxa ordinaire, de celui qui est préparé avec du coton cardé, roulé en cylindre serré et revêtu d'une toile solidement fixée. L'étoupe, l'amadou, la mêche des canonnières peuvent servir à faire le moxa.

Une amélioration que je signale comme sérieuse consiste à rouler plusieurs fois autour de la substance combustible un papier préalablement trempé dans une solution d'alun ou même de sel de cuisine et qu'on aura laissé sécher avant de s'en servir. Ce papier, qui a acquis la propriété de résister à l'action du feu, s'oppose à ce que des parcelles de la matière combustible s'échappent pendant l'application du moxa et aillent brûler des parties de peau voisines ou les vêtements du malade.

Plus un moxa est serré, compacte, plus le charbon qui résultera de sa combustion sera dense, et par conséquent plus son action sera forte. Il doit être coupé net à celle de ses extrémités qu'on doit appliquer sur la peau, sans cela il ne produirait point une eschare régulière.

Son diamètre sera en rapport avec l'effet qu'on voudra obtenir ; il variera de 6 à 8 millimètres jusqu'à 2 à 3 centimètres ; il est en général de 2 centimètres.

IV. — APPOSITION DU MOXA.

Le moxa peut être établi sur presque tous les points du corps. Il faut éviter cependant les points où la peau est très-fine, où elle est en rapport trop immédiat avec des surfaces osseuses ou des cartilages, de gros vaisseaux et de gros troncs nerveux. En effet, appliqué sur ces régions, il pourrait causer des désordres extrêmement graves ; et de plus, en contact avec les os, bons conducteurs du calorique, la chaleur serait transmise aux parties profondes avec une très-grande rapidité.

Quand le lieu du moxa est déterminé, on met le malade dans une position telle qu'on puisse le contenir dans les mouvements involontaires auxquels il pourra se livrer, puis on couvre la partie d'un linge mouillé, au centre duquel on aura pratiqué une ouverture de grandeur convenable et correspondante au point de la peau désigné pour l'application du moxa. On saisit celui-ci avec des pinces à disséquer, on enflamme une de ses extrémités, soit par le contact d'un charbon ardent, soit en le présentant à la flamme d'une bougie ; on place l'autre extrémité dans l'ouverture pratiquée dans le linge, puis on entretient la combustion par un léger courant d'air au moyen d'un soufflet ordinaire, préférablement au chalumeau conseillé par M. Larrey, et dont l'usage soumet l'opération à l'incommodité de de la fumée qui s'échappe de la matière en combustion.

Nous dirons aussi que le porte-moxas inventé par ce

praticien est remplacé sans désavantage par les pinces
à pansement, qu'on trouve plus facilement sous la
main.

V. — ACTION LOCALE ET IMMÉDIATE DU MOXA.

Le premier effet de son application est une chaleur
qui, douce d'abord, augmente bientôt d'intensité et se
convertit en une douleur aiguë; en même temps la peau
rougit, il s'y forme une vésicule qui se rompt avec
éclat et fait place à une eschare noire ou jaunâtre, sèche, insensible, qui occupe toute l'épaisseur du derme.
Celui-ci présente alors au pourtour des rides rayon-
nantes formées par le racornissement qu'il a subi ;
mais après l'opération, la douleur cesse bientôt, surtout si on a soin de couvrir la partie de coton écru.

La vive stimulation qui résulte de l'emploi du moxa
fait facilement concevoir tout l'avantage qu'on peut
retirer de son application dans les cas d'asthénie, de
paralysie, ou pour les engorgements froids et lymphatiques des parties molles et des os. La révulsion profonde qu'il détermine dans l'irradiation du fluide nerveux explique le succès qu'on a obtenu de son emploi
dans les maladies convulsives, dans les névralgies.

VI. — ACTION GÉNÉRALE ET CONSÉCUTIVE DU MOXA.

Aux avantages que nous venons de signaler le moxa
en réunit d'autres non moins réels et qui dépendent
d'une suppuration plus ou moins longtemps prolongée.
En effet, l'eschare produite dans l'opération ne se dé-

tache complétement de la peau que du vingtième au trentième jour. Pendant tout ce temps, il se fait un travail d'élimination qui entretient à l'extérieur une action dérivative d'autant plus large et plus profonde. Pour aider ce travail de la nature, on panse la plaie avec du sparadrap diachylon enduit d'onguent de la mère, ou suppuratif. Lorsque l'eschare est détachée, on prolongera avec avantage la suppuration en convertissant le moxa en cautère par l'introduction dans la plaie de pois d'une grosseur relative au volume de la partie et à l'abondance de l'écoulement humoral qu'on voudra provoquer. Le pansement journalier se fera, du reste, comme il est dit dans le chapitre précédent, au sujet des cautères. De cette façon, on réunira les avantages de ce dernier genre d'exutoire à celui qui est particulier au moxa, et on pourra triompher, par ce moyen énergique, de maladies qui eussent été rebelles à toute autre médication.

Le moxa est un des moyens révulsifs les plus énergiques : on l'emploie souvent avec succès pour combattre les tumeurs blanches, les caries vertébrales, les affections des viscères. On cite des cas dans lesquels des pneumonies chroniques, des pleurésies avec épanchements n'ont cédé qu'à l'application de moxas. On l'a appliqué pour combattre des névralgies rebelles, la sciatique, par exemple, les paralysies ; enfin les moxas ont été utiles dans le rachitisme, la carie des vertèbres, les abcès par congestion, les maladies des reins, du foie, etc.

CHAPITRE V

§ 4. — Des Sétons.

I. — DÉFINITION.

Le séton est une plaie pratiquée à travers l'épaisseur de certaines parties, et dont on entretient l'irritation et la suppuration au moyen d'une bandelette de linge effilée ou d'une mèche de coton cylindrique passée dans toute la longueur de son trajet.

Le séton a été employé quelquefois dans le but de provoquer la réunion des fragments d'une ancienne fracture non consolidée, la guérison de l'hydropisie de la tunique vaginale, etc. ; mais nous ne devons ici l'étudier que comme exutoire.

II. — LIEU D'ÉLECTION.

Dans ce dernier cas, c'est toujours à travers le tissu cellulaire sous-cutané que le séton sera placé : à la nuque, dans les maladies du cerveau et de ses membranes, des yeux, de la gorge ; sur les côtes de la poirine, dans les affections des organes qu'elle contient ;

au-dessous des fausses côtes et à la région épigastrique, dans les maladies du foie, de la rate ou de l'estomac ; à la partie interne et supérieure des cuisses, dans les affections de la matrice, des testicules, de la vessie ; enfin au voisinage des articulations malades.

III. — APPLICATION DU SÉTON.

Cette opération se fait par deux procédés différents.

Dans le premier, il faut avoir une alèze, une compresse, de la charpie, une bande, un bistouri droit et aigu, enfin un stylet-aiguille dans lequel on passe une mèche enduite de cérat. Celle-ci est faite avec une bandelette de linge effilée sur ses bords ou avec un cordon de fil de coton. On place l'alèze de manière à recevoir le sang qui pourrait s'écouler ; on rase la partie, puis on fait à la peau un pli perpendiculaire à la direction qu'on veut donner au séton ; on confie à un aide une des extrémités de ce pli tandis qu'on tient l'autre entre le pouce et l'indicateur, et on trace alors la base avec le bistouri, en ayant soin d'appuyer un peu sur la pointe en même temps qu'on relève le talon de l'instrument, afin de donner une étendue égale aux deux ouvertures. Le bistouri étant retiré avec précaution, on y substitue le stylet-aiguille, qu'on pousse jusqu'à ce que la mèche qu'il porte sorte de la plaie par le côté opposé à celui de son entrée, dans une longueur de deux à trois pouces; enfin on dégage la mèche du stylet, et on retire celui-ci.

Dans le second procédé, au lieu du bistouri, on emploie l'aiguille à séton, une lame plate de 13 à 16 centimètres d'un côté, offrant de l'autre une ouverture dans laquelle on pousse le séton. Par son usage, l'opération est beaucoup plus prompte : on traverse rapidement la base du pli fait à la peau, et on la retire du côté opposé.

On a fait subir à l'aiguille que nous venons de décrire une modification qui consiste à lui donner seulement 10 centimètres de longueur, et à la munir d'un manche pour la porter et l'introduire dans les chairs ; celles-ci étant traversées, on retire le manche par l'ouverture d'entrée, et l'aiguille reste pendante du côté opposé avec la mèche dont on la dégage.

Quel que soit le procédé et l'instrument mis en usage, la mèche passée, on abandonne le pli de la peau qui revient à son état naturel ; on applique sur les deux plaies un plumasseau de charpie, qu'on recouvre d'une compresse, par-dessus laquelle on replie le bout de la mèche pour éviter qu'elle soit souillée par le sang et plus tard par le pus ; enfin on soutient le tout par quelques tours de bande ou à l'aide d'un bandage élastique.

IV. — LEVÉE DE L'APPAREIL ET PANSEMENT.

Au bout de trois ou quatre jours, la suppuration étant établie dans le trajet de la plaie, on enlève la bande et la compresse, en ayant soin d'isoler la mèche qu'on doit éviter de tirailler, on humecte les plumasseaux avec de l'eau tiède pour les détacher plus facilement des bords de la plaie auxquels ils adhèrent, puis

on introduit avec ménagement une nouvelle portion de
la mèche, après l'avoir préalablement froissée entre les
doigts pour l'amollir et enduite de cérat ; on retranche
alors avec des ciseaux ce qui a séjourné dans la plaie ;
enfin, on achève le pansement comme il est dit plus
haut.

Nous avons prescrit d'introduire la mèche avec ménagement. Il faudra donc avoir soin de la tenir entre
le pouce et l'index de l'une et l'autre main au niveau et
dans la direction de la plaie, et on ne la fera pénétrer
qu'avec lenteur ; c'est là le seul moyen d'éviter la douleur aiguë qui accompagne souvent le pansement du
séton.

V. — ENTRETIEN ET PANSEMENT JOURNALIER DU SÉTON.

Pendant quelques jours, la sensibilité exquise qui
existe dans le séton, provoquée par la présence de la
mèche, suffit pour entretenir une suppuration abondante ; mais bientôt l'habitude émousse cette sensibilité, l'irritation diminue et en même temps la suppuration. Il est alors nécessaire d'enduire la mèche avec de
la pommade épispastique avant de l'introduire ; puis,
quand la mèche est sur le point d'être usée, on en at-
tache une autre à son extrémité par deux fils, l'un servant à entraîner l'autre dans la plaie.

VI.—ACCIDENTS QUI PEUVENT COMPLIQUER L'EMPLOI DU SÉTON.

Une douleur vive se manifeste dans le pansement de
cet exutoire lorsque, comme cela a lieu fréquemment,

le trajet de la plaie et la portion de la peau qui la recouvre sont enflammés. On évitera ou au moins on diminuera cette douleur en ayant soin de tirer quelquefois avec précaution la mèche d'un côté et de l'autre
et en maintenant ses deux extrémités entre le pouce
et l'index de chaque main, dans une direction bien
parallèle à celle de la plaie. La douleur que cause le séton dépend souvent de ce qu'on pratique l'opération
sur une partie arrondie à la nuque. Si, par exemple,
on a trop soulevé la peau avant de la perforer, les deux
ouvertures étant alors trop éloignées l'une de l'autre,
la mèche décrit une légère courbe sur le cou, au lieu
d'une ligne droite, et presse constamment sur le fond
de la plaie qu'elle irrite.

La douleur peut dépendre encore de coups, de chûtes,
d'écarts dans le régime, de l'emploi de pommades trop
excitantes : on la calmera par des applications de cataplasmes émollients, de compresses trempées dans une
décoction de morelle et de laitue ; on recouvrira la mèche de cérat opiacé. Un régime doux, des bains tièdes
seconderont l'emploi de ces moyens qui, cependant
chez quelques personnes, ne peuvent suffire à faire
disparaître la douleur et l'inflammation qui sont telles
qu'elles forcent à renoncer à ce genre d'exutoire. Quelquefois même, bien que le pansement soit aussi régulier que possible, on voit les deux plaies se rapprocher
peu à peu et se confondre.

Dans certains cas, la peau qui recouvre la mèche
vient à être affectée de gangrène. Cet accident dépend

de la position vicieuse que garde le malade, et de laquelle résulte une trop forte tension de cette portion de peau. On évitera un si fâcheux résultat en donnant à la partie une situation plus convenable.

On voit assez souvent la suppuration s'amasser dans le trajet de la plaie et y former un foyer qu'on est obligé de vider par des pressions répétées à chaque pansement, ce qui, nécessairement, provoque de l'irritation et de la douleur. On éviterait cet accident en donnant à l'incision de la peau une direction oblique ou verticale, de telle manière que le pus trouvât une issue plus facile par une ouverture déclive.

Enfin, quelle que soit l'activité des topiques employés et les soins apportés dans le pansement du séton, il arrive parfois que la suppuration cesse peu à peu et que tout le trajet de la plaie se recouvre d'une membrane qui a de l'analogie avec la peau, et de laquelle il est désormais impossible d'obtenir aucune sécrétion humorale. Il faudrait, dans ce cas, imbiber la mèche d'une solution caustique pour renouveler la plaie et rappeler la suppuration.

VII. — ACTION DU SÉTON.

L'effet immédiat produit par l'application du séton est une excitation assez vive du système nerveux, provoquée par la division des parties ; mais elle est passagère, plus encore que celle du moxa. Celui-ci sera donc préférable toutes les fois qu'il faudra porter une forte stimulation sur le centre cérébral et ses expansions.

Quant à l'effet dérivatif du séton, il dépend de l'excitation qu'on entretient dans la plaie et de la suppuration qui l'accompagne. Mais la douleur que provoquent ici les pansements, toujours plus difficiles que ceux des autres exutoires, s'opposera le plus souvent à ce qu'on maintienne la plaie dans ce médium d'irritation, sans lequel la suppuration ne peut être ni abondante, ni de bonne nature.

C'est donc dans quelques cas seulement que le séton devra être employé ; le plus souvent on lui préférera le cautère, qui sans avoir ses inconvénients, a sur lui des avantages incontestables sous le rapport de la facilité du pansement et de la moindre douleur qui l'accompagne. L'entretien possible pendant de nombreuses années fera de ce dernier exutoire un remède toujours utile, moins dangereux, moins pénible, et par conséquent presque toujours préféré également par les médecins et par les malades.

CHAPITRE VI.

De l'emplâtre de Thapsia (1) du docteur Reboulleau, médecin en chef des hospices civils de Constantine (Algérie).

NOTE SUR L'EMPLATRE DE THAPSIA.

L'emplâtre de thapsia, que nous préparons, s'obtient avec la résine du thapsia garganica, plante de la famille des ombellifères, qui croît dans les pays chauds et

---

(1) On lit dans la *Gazette des Hôpitaux* du 22 mai 1860 :

DE QUELQUES EMPLATRES

FRÉQUEMMENT USITÉS EN MÉDECINE,

Par M. le docteur A. Masson.

En thérapeutique, on sait que les emplâtres sont placés au premier rang des agents les plus efficaces de la médication externe, et cependant il n'en est à peu près jamais question dans les recueils scientifiques. Cette considération nous a frappé, et nous nous sommes proposé de passer très-rapidement en revue les emplâtres qui sont le plus souvent prescrits.

1° *Emplâtre de poix de Bourgogne.* — D'un usage vulgaire, cet épispastique agit avec beaucoup de lenteur, et finit, après avoir déterminé de vives démangeaisons et de la rougeur pendant plusieurs

particulièrement en Algérie. Cette résine, appliquée sur la peau, y exerce une action spéciale qui se manifeste par des phénomènes remarquables : la peau s'irrite,

---

jours, par produire, non pas chez tous les individus, mais sur ceux dont la peau est délicate et irritable, une éruption vésiculeuse, et parfois de véritables phlyctènes. C'est la lenteur de cette action qui fait le caractère de son utilité. Il est employé dans les douleurs rhumatismales musculaires, la pleurodynie, le lumbago, les catarrhes pulmonaires et l'hémoptysie. Dans les névralgies sciatiques rebelles, on entoure complétement la cuisse malade d'un vaste emplâtre de poix de Bourgogne, jusqu'à la disparition des douleurs.

2° *Emplâtre émétisé.* — Lorsque l'on a ajouté une certaine proportion de tartre stibié à l'emplâtre de poix de Bourgogne simple, il se développe rapidement une inflammation: L'intensité des phénomènes locaux fait recourir à ce moyen énergique dans le cas où il s'agit de déplacer une maladie viscérale et d'attirer vers la peau une fluxion qu'il serait dangereux de laisser fixée sur un organe important. L'éruption stibiée est principalement indiquée pour combattre les affections des voies respiratoires : bronchite chronique grave, coqueluche, pleurésie, etc.

3° *Emplâtre de Vigo.* — Personne n'ignore qu'il est employé comme topique résolutif dans tous les cas d'engorgements ganglionnaires et d'adénites spécifiques ; mais ce que l'on sait moins bien, c'est que la science est redevable à Zimmermann de l'invention ingénieuse qui consiste à recouvrir soigneusement le visage, dans la variole, d'un *emplâtre de Vigo cum mercurio,* afin de le protéger contre toute marque indélébile. Il est regrettable que nos confrères n'aient pas recours plus souvent, dans les hôpitaux, à cette pratique si éminemment utile.

4° *Emplâtre de Canet.* — Sédatif et astringent résolutif, il est prescrit de préférence par les chirurgiens, toutes les fois qu'il y a douleur excessive et tendance marquée à la gangrène.

5° *L'emplâtre de thapsia* est une nouvelle ressource thérapeutique, dont le principe actif a été extrait d'une plante d'Algérie (le *thapsia garganica*), par M. le docteur Reboulleau, médecin en chef de l'hôpital civil de Constantine.

C'est un révulsif des plus énergiques, dont on peut cependant gra-

s'échauffe, rougit et devient le siége d'un prurit extrêmement vif. On voit ensuite apparaître une éruption
de vésicules miliaires très-nombreuses et très-rappro-
chées, remplies de sérosité purulente. Quand l'application n'a eu qu'une courte durée, les vésicules conti-
nuent de se développer pendant quelques jours, puis
elles se flétrissent, prennent une couleur sombre, se
dessèchent et forment de petites écailles minces, qui
ne tardent pas à s'exfolier.

Si l'action de l'emplâtre a été assez persistante, les
vésicules deviennent confluentes, se rompent, et leur
ensemble ne forme plus qu'une surface ulcérée et suppurante; mais sans qu'il y ait jamais vésication, cir-

---

duer les effets par la durée plus ou moins prolongée de son application, qui tient lieu de vésicatoire dans les cas graves, ou se substitue
aux simples rubéfiants, dans les affections légères. Il est indiqué
toutes les fois qu'il est nécessaire de produire une irritation artifi-
cielle à la peau, afin de prévenir les progrès d'une lésion interne.

L'emplâtre de thapsia détermine un érythème, lequel est bientôt
suivi d'une éruption miliaire abondante et habituellement très-salu-
taire. Son action est rapide, plus sûre que celle de l'huile de croton,
et son emploi est exempt des nombreux inconvénients qui ont été
reprochés à quelques autres agents externes.

Nous avons coutume de le prescrire dans beaucoup de cas où une
révulsion est indiquée, mais plus particulièrement dans les affections
de poitrine, les rhumatismes, les arthrites, les bronchites; il nous a
également rendu des services dans les maladies des enfants.

La préparation de ces différents emplâtres, telle que l'entend
M. Le Perdriel, pharmacien de Paris, nous a paru ne rien laisser à
désirer : c'est réellement ajouter à l'efficacité de la médecine que de
pouvoir mettre à la disposition des malades des agents thérapeutiques dont l'action est aussi sûre.

constance qui distingue essentiellement l'action de cette résine de celle des cantharides. Les vésicules ulcérées se dessèchent également au bout de quelques jours, puis elles se recouvrent de squames légères qui tombent sans laisser aucune trace à la peau.

Le docteur Reboulleau a mis à profit cette propriété pour produire une révulsion à la peau, dans une foule de circonstances où cette médication est indiquée. La révulsion obtenue varie suivant la durée de l'application de l'emplâtre : au bout de quelques heures, la résine n'a produit qu'une forte irritation de la peau, caractérisée par un développement de chaleur, de rougeur et de sensibilité. Si l'emplâtre est maintenu, les vésicules se développent, et ce résultat s'obtient dans l'espace d'une nuit. Après vingt-quatre heures de séjour, généralement les vésicules, devenues confluentes, se sont rompues et forment une surface suppurante. On peut donc obtenir à volonté, par ce moyen, une simple rubéfaction, une éruption miliaire, et même un exutoire de peu de durée, analogue au vésicatoire volant.

Relativement à son mode d'action, la résine de thapsia se rapproche de l'huile de croton et de l'huile d'épurge ; mais elle a sur ces dernières l'avantage d'être plus énergique et d'être employée avec plus de commodité et de sûreté. Ce que l'on reproche aux huiles, que nous venons de citer, c'est qu'il est presque impossible de s'en servir sans que le malade ou les personnes qui l'assistent, ne s'en portent involontairement à la face ou sur quelque autre partie du corps. La résine n'a pas le même inconvénient; une fois appliquée sur la peau, sous forme d'emplâtre, elle se trouve préservée du contact des doigts et des autres parties du corps, par la toile qui la supporte, et les inconvénients que nous venons de signaler n'arrivent jamais.

L'emplâtre de thapsia peut être employé toutes les fois qu'il y a lieu d'obtenir une révulsion. Cependant, lorsqu'il s'agit de produire une dérivation énergique et persistante, il ne vient qu'à la suite des vésicatoires, des cautères et des sétons. Son usage est particulièrement indiqué, lorsqu'on veut exercer une action modérée, et que les moyens rigoureux répugnent aux malades ou à ceux qui les entourent. Comme il n'entraîne ni vésication ni enlèvement d'épiderme, qu'il ne détermine point d'ulcération profonde et ne laisse aucune trace de son application, qu'il ne cause aucune douleur, mais seulement une vive démangeaison, il n'inspire aux malades ni répugnance ni effroi.

Quant aux autres révulsifs, tels que la pommade stibiée, l'emplâtre de poix et les rubéfiants de différente nature, l'emplâtre de thapsia les remplace avec un avantage marqué.

Exposer les propriétés de la résine de thapsia, son mode d'action, le degré d'énergie dont elle est douée, c'est dire dans quels cas on doit en faire usage comme révulsif. Elle convient particulièrement dans la bronchite, la pleurodynie, la pleurésie, le rhumatisme, l'arthrite, etc., elle est surtout d'un emploi extrêmement avantageux dans les maladies des femmes et des enfants.

L'emplâtre de thapsia s'applique sans avoir été chauffé. On le laisse en place pendant quelques heures, puis on soulève un point de sa circonférence avec le doigt; si l'on juge que son état est satisfaisant, on l'enlève; si non, on le maintient appliqué jusqu'à ce qu'on ait atteint l'effet désiré.

TABLE DES MATIÈRES.